子どもの体が危ない！

運動器障害
発見、対応、そして予防まで

編著

柏口 新二

著

梅村 悟・笠次 良爾

柘植書房新社

はじめに

　わが国は「人生100年」の時代になっています。長生きできることはありがたいことですが、介護に要するマンパワーの確保や経済的支援などの問題を考えると手放しで喜べる状況ではありません。高齢者も働き盛り世代の負担にならず、自分の生活をエンジョイしたいと願っていますが、現実は難しいようです。高齢になっても元気で自立できるためには何が必要なのでしょうか。政府は老後のための貯蓄を一番に挙げますが、それ以上に大切なことは元気な身体と文化的な精神活動ではないでしょうか。

　60歳を過ぎてからでも運動や食事に気を付ければ、それなりの効果はあります。しかしそれまでの間に不健康な生活で身体が蝕まれていれば、効果は期待できません。国は働き盛りの40代、50代から良い生活習慣をつくることを勧めていますが、本当は社会人1年生の20代、30代から始めるべきです。そのためには学生時代に生涯体育につながる身体教育や食育を受けておく必要があります。まさに「究極の介護予防は学校での身体教育にあり」です。

　また、すべての子どもたちがプロ選手やオリンピック選手を目指す必要はなく、多種多様なスポーツの取り組みがあってよいと思います。スポーツで最も大切なことは勝つことではなく、努力や強制でもなく、楽しむことです。音楽や絵画鑑賞などと同じように、スポーツをすることで人生を豊かにすることができます。学校でクラス担任、体育教師、養護教員そして学校医が連携し、スクールトレーナーなどの力を借りながら子どもたちに「身体を動かすことの楽しさ」を伝える真の身体教育を実施していただきたいものです。

　この本がそういった手助けになることができれば幸いです。教育関係者はもちろん、保護者の皆様、スポーツ指導者の皆様に手にとっていただけますことを願っています。

2019年（令和元年）7月吉日

柏口　新二

目次

はじめに　3

第1章　どうして学校で運動器検診が必要か　　　柏口 新二　9

1 運動器障害の二極化　10
2 先駆けとなった運動器検診　11
3 運動器検診——何がターゲットか　12
❶ どう違う? 外傷と障害　12
❷ 運動器検診は障害や疾患を対象に行なうもの　13
4 学校での運動器検診の問題点　13
❶ 学校では「検診」ではなく、「健診」である　13
❷ 運動器は正常、異常の判断が難しい　13
❸ 見切り発車の検診実施　14

第2章　学校での運動器検診——その結果と課題——　　　笠次 良爾　15

1 運動器検診の結果　16
2 養護教諭の立場からみた運動器検診　17
❶ 運動器検診実施に際しての課題　17
❷ 課題への対策　18
3 運動器検診を教育的側面から考える　19

第3章　子どもの身体的特徴と問題を知る　　　柏口 新二、梅村 悟　21

1 子どもの骨の構造——骨端は骨の製造工場　22
2 暦年齢ではなく骨年齢で判断　22
❶ 骨成長について　23
❷ 身長はどれくらい伸びるか?　23

3 現代っ子の姿勢と投動作 ·· 24
 猫背だとボールを投げにくい　24

4 運動能力の低下とその原因 ·· 27
 ❶ しゃがめないのは足関節が硬いからか？　28
 ❷ 片脚立ちができないのはバランスの問題か？　29

第4章　成長期に起きやすい外傷と障害　　　柏口 新二　31

1 痛みを伴う成長はない ·· 32
 ❶ 成長痛は身体表現性障害　32
 ❷ 最も効果があるのは「"お母さん"の手」　33
  成長痛 Q&A　34

2 成長とともに傷つきやすい部位は変わる ·· 35

3 全身にある骨端と障害 ·· 36
  成長痛 Q&A　36

4 さまざまな骨端障害とケガ　典型的なもの、誤解されやすいもの ·········· 37

子どもの膝痛 ··· 37
 ❶ 膝伸展機構障害　38
  ①分裂膝蓋骨　38
  ②ラルセン病　38
  ③オスグッド・シュラッター病　39
 ❷ 膝伸展機構障害以外の膝痛　41
  ①半月（板）損傷　41
  ②膝蓋骨脱臼　44

肘――野球肘 ··· 45
 ❶ 野球によって生じた肘の外傷・障害の総称　45
 ❷ 成長期の野球肘　45
  ①リトルリーグエルボー（上腕骨内側上顆障害）　45
  ②最も厄介な上腕骨小頭障害　47

肩──上腕骨近位骨端線障害 ―――――――――――――――――――― 49
❶学童期の肩痛では最初に念頭におき、上腕骨の成長障害を起こさないように　49
❷痛みを無理して投げると成長に影響　49
❸X線像が修復するまで投球を中止　50

腰、脊椎 ――――――――――――――――――――――――――― 51
【腰椎分離症とすべり症】――――――――――――――――――――― 51
❶発生後治療が遅れると偽関節となり、腰痛の原因になる　51
❷1回でも腰痛があったときは検査を　51
❸早期発見&スポーツ活動中止でほぼ治癒　52
❹反り腰にならないよう運動療法　53
【腰椎終板障害】――――――――――――――――――――――――― 53
❶分離症と同じ割合で起こる腰の骨端障害　53

股関節、骨盤帯 ―――――――――――――――――――――――― 55
【骨盤裂離骨折】―――――――――――――――――――――――― 55
【恥骨、坐骨の骨軟骨障害】――――――――――――――――――― 55
【股関節周囲が痛むその他の疾患】―――――――――――――――― 57
①ペルテス病　57
②大腿骨頭すべり症　57
③臼蓋形成不全　57

足 ――――――――――――――――――――――――――――― 58
【踵骨骨端症】――――――――――――――――――――――――― 58
❶踵の痛みを主訴とし、学童期の骨軟骨障害で最も発生頻度が高い　58
❷踵への過度な牽引力が原因　58
【足関節捻挫（外側靱帯損傷）】―――――――――――――――――― 60
【足の過剰骨障害】――――――――――――――――――――――― 61
【有痛性外脛骨障害】―――――――――――――――――――――― 61
【三角骨障害】――――――――――――――――――――――――― 62

手、手関節 ―――――――――――――――――――――――――― 63
【マレット・フィンガー（槌指）＝つき指】――――――――――――― 63

第5章　障害・外傷が起きたときの応急処置　　柏口 新二　65

❶ 病院へ行くか、様子をみるか　66
❷ 緊急時の対応の仕方　66
❸ 痛みで困ったときの対応　67
❹ 痛みを訴えたら専門医を受診　67
❺ 子どもの痛みは大人の3〜5倍くらいに考えてちょうどよい　67
❻ 何科に行く？　〜スポーツ外来と一般外来〜　68

応急処置 ─────────────────────────── 69

❶ 捻挫、打撲、肉離れはRICE療法　69
　◆小・中学生は「あ、れ、やっ、た?」　69
　◆受傷日は、マッサージ、お風呂は避ける　70
　コラム　湿布の使い方に注意　70
❷ かかりつけのクリニックや病院の選び方　71
　①問診で話をよく聞く　72
　②実際に身体を見て、触って診察する　72
　③適切な画像検査を選択する　72
　④診察結果の説明をする　72
　⑤治療方針を具体的かつ明確に説明する　73
　⑥競技復帰まで術後経過を見る　73
　⑦障害発生の背景、生活習慣の確認をする　73
　⑧次回の診察までの期間を調整する　73
　⑨スポーツ現場に顔を出す　74
　コラム　魔法のテーピングはない！　74

第6章　学校や家庭でできるボディチェック　　梅村 悟　75

1　実態調査からみた現代っ子の実情　76
2　子どもの身体評価──どこを見るか　76
3　運動機能評価──どのように見るか　79

第7章 運動器障害への対応　　　梅村 悟　83

1 スポーツをしていても身体機能の低下は予防できない……84
2 子どもの身体の発達──いつ何が必要か……84
3 柔軟性の改善──ストレッチの実際……86
 ❶ 学童期の子どもには静的ストレッチ　86
 ❷ 身長の急伸期である高学年でのストレッチ　88
4 固定性の改善──筋トレの取り組み……92
5 動きづくりの取り組み……95
 上手になるコツ：外遊びが大切。親子で寄り道散歩、送迎にも一考を　95
6 ウォームアップとクーリングダウン……98
 ❶ ウォームアップ（準備運動）　98
 ❷ クーリングダウン（整理運動）　100
7 休養と食事、生活環境について……101
 健康づくりの三要素──「運動」「栄養」「休養」　101

第8章 全人的教育としてのスポーツ　　　柏口 新二　103

1 プレーヤーからトップアスリートまで……104
2 慢性の睡眠負債と対策……105
3 変貌が求められる学校体育……106

あとがき　108

第1章

どうして学校で運動器検診が必要か

柏口 新二

1 運動器障害の二極化

　子どもの育つ環境は社会情勢を大きく反映します。先の大戦が終わって（1945年）からの20年間は「食料不足による栄養失調」が大きな問題でした。1960年代の経済高度成長期を経て1970年代に入ると国全体に活気が出て、子どもがスポーツに親しむ余裕ができました。わが国の元々の国民性ともいえる勝利至上主義に経済発展が拍車をかけて、各地でスポーツ大会が催されるようになりました。親子で平日は練習、週末や祝日は試合と休む間もなくスポーツに取り組むようになっていきました。過熱したスポーツ人気に比例するように肘、膝、腰などの障害が増えていきました。なかには、手が顔に届かないなど日常生活にまで支障をきたす重症例も出てきました。

　いっぽう都市部ではさまざまな開発により子どもの遊び場が失われ、屋外での遊び場を失った子どもは家の中で、ゲームで遊ぶようになりました。特に90年代から開発された電子ゲーム、さらに2010年頃から爆発的に普及してきたスマートフォンはこの傾向を進めました。運動不足による体力や運動能力の低下は深刻で、走れない子や朝礼で立っていられない子が増えてきました。小学校の体育の時間では、ケガが多く危ないという理由で跳び箱やマット運動がさけられるようになりました。校庭や公園でも鉄棒やジャングルジム、雲梯などが消えています。ファーストフードや冷凍食品の普及により食生活も様変わり、飽食の巷に成人病（生活習慣病）予備軍の子どもがどんどん増えていきました。

　今まさに運動不足と運動過多という二極化の傾向に陥っています。この原因は社会情勢や価値観といった問題と深く関係しています。運動不足になった一番の理由は大人が子どもから遊び場を奪ったことです。そして2つ目は大人が臨場感のあるワクワクするような楽しいゲームをつくったからです。あんな面白いものがあれば夢中になるのは当然です。まさに社会が便利さや快適さと引き替えにつくりだした弊害といえます。

　根本的に解決するには政治・経済という大きな問題になるので時間がかかりますが、子どもを守るための対策を打つ必要があります。教育界と医学界が連携して、四肢や脊柱といった運動器の健康状態を把握すること、そして運動器の疾患や障害を早期発見・早期治療する必要があります。これが学校で運動器検診が始められるようになった背景です。

2 先駆けとなった運動器検診

　1965（昭和40）年に母子保健法第12条及び第13条の規定により、乳幼児に健康診査が行なわれるようになりました。この健診で斜頸や内反足、股関節脱臼などの運動器の異常を調べるようになりました。整形外科が産科、小児科と連携して実施し、こうした障害を早期発見して適切な治療を行なうようになりました。この健診の意義は大きく、現在も続いています。

　また高度に進行した脊椎側彎症が医学会で問題となり、井上俊一先生（千葉大学）らの尽力で1978（昭和53）年から学校単位で側彎症検診が実施されるようになりました。ただこの検診は専門性が必要で、経験ある専門医が実施している地域では早期に発見して適切な対応がなされましたが、側彎症を専門としない学校医が実施した場合では発見率に差が出たようです。また女生徒を脱衣させての検診に躊躇い、着衣のまま診察する地域もあり、さらに発見率が低下することもありました。このように側彎症検診は一定の成果を得たものの、学校健診の在り方に問題を残しました。

　1970年代に少年野球が盛んになりました。それとともに野球肘で医療機関を訪れる小中学生が多くなり、全国各地から障害の報告が学会に寄せられるようになりました。私が現在も研究を共にしている徳島大学では1981（昭和56）年より野球肘の実態調査や障害の早期発見を目的とした野球肘の大規模検診を始めました。その後2005年頃から野球肘検診を行なう地域が増え始め、その輪は各地に拡がっていきました。

　1990年頃からはサッカーやバレーボール、バスケットボールでもスポーツの現場検診が行なわれ、子どものスポーツ障害の実態と予防が学会で盛んに議論されるようになりました。

　それを受けて1994（平成6）年には、学校保健法の条文に「骨・関節の異常及び四肢の状態にも注意すること」という文言が追加されました。しかし実際には学校健診のなかで運動器検診が行なわれることは、ほとんどありませんでした。それはチェック項目が多過ぎて、限られた時間内で行なうには物理的に不可能だったためです。そのため子どもの運動器検診は、有志により限られた地域でのみ実施されてきました。

　2000年代になり世界規模で運動器の健康に対する関心が高まり、わが国でも「運動器の10年」日本委員会のなかに東京大学の武藤芳照先生を中心にワーキンググループが発足し、子どもの運動器の健康を守るための会議が開かれました。メンバーは日本整形外科学会会員から選出され、すでに野球肘やサッカー障害の検診

を実施している地域や新たに取り入れたい地域の代表が集まって、学校で運動器検診を行なうための内容、実施方法などについて議論されました。

2010年までの第一期のワーキンググループでは具体的な実施方法について意見の統一ができず、2011年からの第二期のメンバーで議論を継続して、最終案を2012年の文科省の「今後の健康診断の在り方等に関する検討会」に上申しました。検討の後、2014年に「学校保健安全法施行規則の一部を改正する省令」が公布され、2016年から実施されました。

以上のような経緯を経て、学校で運動器検診が行なわれることとなりました。

3 運動器検診——何がターゲットか

❶ どう違う？ 外傷と障害

運動器の異常といってもいろいろなものがあります。例えばバスケットボールで相手をかわそうとした際に膝を捻って前十字靱帯を損傷した。自転車で走っていて転倒して下腿を骨折した。こういった異常は「外傷」です。いっぽう駅伝の練習で毎日走っていたらスネが痛くなり、病院に行ったら疲労骨折であることがわかった。野球の投手が肘痛で曲げ伸ばしに左右差があり、病院で内側上顆の骨端障害といわれた。こういった異常は「障害」です。

外傷と障害、どう違うのでしょうか。

別の表現をすれば外傷はケガで、障害は故障です。外傷は1回の外力で骨や靱帯、腱、筋肉などが傷ついたものです。障害は繰り返される外力により徐々に骨や靱帯、腱、筋肉などが壊れていったものです。

また外傷とも障害とも区別できない、両方の要素を持つものもあります。例えば半月板損傷がそうです。1回の外力でも傷つくこともありますが、徐々に傷つき変性して断裂することも多々あります。スポーツによって生じる運動器の異常を外傷か障害か、はたまた両者の中間かというふうに見ることは病態や治療、予後を考えるうえできわめて重要です。

昨今、ケガという言葉を外傷だけでなく、障害に対しても使う傾向がみられます。プロスポーツ選手が自己責任の観点から故障よりケガという言葉を使いたい心情は理解できますが、メディアや医療関係者が混同するのは感心しません。外傷は1回の外力で生じるアクシデントであり、防具の装着や危険なプレーを禁止することで予防することもできますが、たいていの場合は予期できません。

いっぽう障害は、原因があり、それを改善したり量を減らしたりすることで治療や予防ができます。

❷ 運動器検診は障害や疾患を対象に行なうもの

また運動器の異常のなかには、外力とは関係なく発生するものがあります。スポーツの有無に関係なく生じるので、なりやすい素因を持っている子どもが一定の割合で存在しているのではないかと考えられています。

例えば肘の上腕骨小頭の離断性骨軟骨炎です。小学5年生前後の子ども100人に対して2名前後発生します。発生初期は痛みや可動域制限等の症状がないために自分が罹患していることに気づかず、肘に負担のかかるスポーツをすると悪化します。こういった疾患も検診で早期に見つける必要があります。

運動器検診は外傷に対するものではなく、主に障害や疾患を対象に行なうものです。

4 学校での運動器検診の問題点

❶ 学校では「検診」ではなく、「健診」である

まず「健診」と「検診」の違いについて理解しておく必要があります。

健診は「子どもたちにどこか健康上の問題がないか」を調べるために行なう健康診査です。

いっぽう検診は「ある特定の疾患や障害の有無」を調べる検査です。乳癌検診や胃癌検診のように目標となる疾患が決まっています。運動器なら例えば側彎症検診や野球肘検診がありますが、側彎症検診なら側彎症を見つけるために行ないます。

「全身どこかに運動器の異常がないか」と調べるのであれば〈運動器検診〉ではなく、〈運動器健診〉が正確な表記になります。

❷ 運動器は正常、異常の判断が難しい

運動器の機能障害では正常と異常の境界が曖昧で、ハッキリとした線引きが困難です。例えば「しゃがみ込み動作」では関節機能が障害されていることもあれば、ただ動作が緩慢なだけのこともあります。子どもが本気でやっているかどうかによって結果が変わることもあります。

さらに厄介なことは、障害によっては早期例では無症状だということです。障害が進んで初めて痛みや可動域障害を出すために体表面だけの診察では発見できません。心臓の疾患を見つけるために心電図や超音波検査をするように、運動器障害にも画像検査を行なわなければ見つけられないものがあります。

例えば肘の離断性骨軟骨炎は、保存的対応で治せる初期では超音波検査かMRI

でしか見つけることはできません。時間と予算の限られた現行の運動器検診では超音波検査装置の導入すら期待できません。

❸ 見切り発車の検診実施

次に運動器の機能異常を見つけた後の対応にも課題があります。

脊柱の側弯や四肢の可動域制限を見つけた場合は整形外科の受診を勧めることでよいのですが、「うまくしゃがめない」子どもの場合は紹介された整形外科医も対応に困っています。レントゲン検査などの画像検査で異常がない場合は放置されていることが多いようです。

理学療法士との連携でリハビリとしての介入や、子どもの身体教育の専門家との連携が必要となります。小学校や中学校では担任や体育教員、養護教員だけでは対応できず、スクールPT（理学療法士）やスクール・トレーナーが必要になります。

運動器検診は陽性者に対する対応を十分に検討しないうちに「見切り発車」で開始されたもので、早急な対応が急がれます。

第2章

学校での運動器検診
―その結果と課題―

笠次 良爾

1 運動器検診の結果

　2016（平成28）年から学校での運動器検診が始まりましたが、検診陽性率はパイロット調査として実施されていた各地における検診結果よりも低い値を示しています。

　文部科学省の学校保健統計調査結果によると、運動器検診によるせき柱・胸郭・四肢の状態の陽性者は、平成28年度で小学校1.83％、中学校3.43％、高等学校2.46％、2017（平成29）年度で小学校1.16％、中学校2.41％、高等学校1.49％、直近の平成30年度で小学校1.14％、中学校2.40％、高等学校1.40％でした*。おおむね１％から４％未満であり、どの学校種も初年度の平成28年度が最も陽性率が高く、翌年から下がる傾向を示しました。

*文部科学省　学校保健統計調査―平成30年度（確定値）の結果の概要.
　http://www.mext.go.jp/b_menu/toukei/chousa05/hoken/kekka/k_detail/1411711.htm（参照：2019年５月１日）

　この理由は、運動器疾患を有する児童生徒が減少しているというよりも、初年度は不慣れな状態で、迷ったケースは陽性としてチェックしたことによるものと推測されます。ただし単純に比較はできないものの、各地で先駆けて実施されていた運動器検診の結果はもっと高い陽性率を示していました。

　例えば島根県グループの2005（平成17）年から2006年の結果では、整形外科専門医への受診率は20〜40％で、医療機関への受診は30％であり、推定有病率が小学生3.2〜8.0％、中学生7.0〜14.7％、高校生17.9〜26.3％で、全体では6.0〜12.2％でした*。島根県グループは全て整形外科専門医が検診を担当していました。宮崎県グループの小中学生における2007（平成19）年から2011年の結果では有病率が９〜16％でしたが、これらは学校医と整形外科医が担当していました*。

*内尾祐司：学校における運動器疾患・障害の現状と課題. 日整会誌 2017; 91: 243-252.

　この陽性率の差は、パイロット調査の多くは整形外科専門医が検診を担当しているため、より細かく運動器をチェックすることが可能であるのに対して、学校の健康診断の中で行なわれている運動器検診は内科や小児科を専門とすることが多い学校医が担当しているため、この専門科の違いが陽性率の差に影響していた可能性が考えられます。また傷病があっても既に通院中の場合は、二次検診を勧める対象から除外していることも数値の低さに影響しているものと思われます。

　そしてこの陽性者が医療機関での二次検診を勧められます。

　医療機関での受診結果は、日本臨床整形外科学会が学会員を対象として実施し

た10,256例のアンケート調査結果によると、受診勧告理由で最も多かったのが側弯症の疑いであり64.7％を占めていました。次にしゃがみ込みできないが17.5％、腰部後屈時痛6.9％、腰部前屈時痛5.5％、片脚立ちできないが2.7％などでした。

診断結果は異常なしが40.4％、側弯症37.6％、下肢の拘縮（身体の硬さ由来）10.1％、オスグッド病・ジャンパー膝2.9％、その他の脊椎疾患2.2％、腰椎分離症・すべり症1.1％等でした。また重大な疾患としてペルテス病が3例、大腿骨頭すべり症が2例、発育性股関節形成不全が20例報告されていました*。疾患として、側弯症や使いすぎによる慢性障害だけでなく、稀ではありますがペルテス病などの重篤な疾患で早期発見により良好な治療成績が期待できる疾患が見つかっており、運動器検診が単にオーバーユースによるスポーツ障害だけでなく、疾病の早期発見に貢献していることがわかります。

*新井貞男：運動器検診の円滑な実施を目指して—整形外科の立場から. 日医雑誌 2017; 146: 762-763.

2 養護教諭の立場からみた運動器検診

❶ 運動器検診実施に際しての課題

運動器検診開始後、医療関係者からは予想していたよりも大きな混乱がなかったという声も聞かれましたが、それは学校現場の養護教諭の努力によるものです。学校現場で健康診断のマネジメントを一手に担う養護教諭からはさまざまな問題点が指摘されました。

その主な内容を時系列に整理すると、まず検診前の準備段階においては保健調査票の問題、次に検診時においては二次検診受診基準の曖昧さと、学校医の専門科の問題、三番目に検診後の事後措置においては経過観察方法がわからないという問題、最後に全体としては業務量ならびに所要時間の増大と、想定傷病がわからないこと、そもそも検診の必要性について疑問を持つという声でした。

まず事前準備における保健調査票は、運動器検診の各項目について家庭であらかじめ保護者がチェックし、記入して児童生徒に持参させるものですが、家庭から提出された調査票は記入漏れが多く、未記入欄について健康診断前に児童生徒に再確認しなければならないことから、多大な労力を要するということでした。これは、教育委員会から例として配布された調査票のチェック欄がわかりにくく、全体のレイアウトも使いづらいことが原因として考えられました。

次に検診時の二次検診受診基準については、特にしゃがみ込みテストと片脚立ちテストができない児童生徒へ二次検診受診を勧告することに戸惑うという声が多くみられました。どちらのテストも、できなくても特に痛みもなく、日常の学

校生活にも全く支障がないという児童生徒が大半であり、何を基準に二次検診受診を勧告すべきかがわからず、学校医の受診勧告を児童生徒に伝える際に躊躇するということでした。

また学校医の専門科は大半が内科や小児科であり、運動器を扱う整形外科を専門とする学校医は少数であることから、学校医自身も運動器検診実施に不慣れなことが多く、これも二次検診受診基準が曖昧になる原因のひとつと考えられました。実際に学校によって陽性率が大きく異なるようでした。

三番目の事後措置における経過観察方法については、特にしゃがみ込みテストや片脚立ちテストができない児童生徒に対して、何をどのように指導すればよいかがわからず、そもそも無症状で日常生活にも支障がないので、経過観察のチェックポイントや病院受診を勧める基準もわからないことが不安だという声が多く見られました。

最後に検診全体を通しての問題点は、新たに運動器検診が加わったことで、検診時だけでなく事前準備、事後措置ともに業務量がかなり増加しています。検診時間は平均で約1.5倍程度になっているようですが、検診時間が変わらなかった学校では養護教諭から見ると従来の内科検診が疎かになっているように見えてかえって不安だという声を聞きます。ただでさえさまざまな健康課題への対応に悩殺されている現場の養護教諭は相当疲弊しています。このような状態で、運動器検診がその意義や必要性、想定傷病について説明が不十分なまま見切り発車で学校現場に導入されたことから、なぜ運動器検診が必要なのかがわからず、そもそも検診の必要性について疑問を持つという声が養護教諭から挙がったのもやむを得ないでしょう。

❷ 課題への対策

先に挙がった課題のうち、二次検診受診基準や学校医の専門科の問題は医師に委ねられる部分であり、学校現場レベルでの対策は困難ですが、保健調査票の使いにくさ、想定傷病がわからないこと、経過観察方法がわからないことについては対策が可能です。

まず保健調査票の使いにくさは、レイアウトを修正して保護者のチェック欄を明確にすればチェック漏れが生じにくくなります。検診内容さえ同じであれば、各自治体レベルで工夫をして見やすい調査票を作成するほうが、教育委員会から提示されたものをそのまま使うよりも能動的に検診にかかわることができます。

次に想定傷病がわからないという問題については、運動器検診で要二次検診となるものには器質的問題と機能的問題があること、器質的問題には骨端線閉鎖前後それぞれに起こりやすい障害と、ペルテス病や大腿骨頭すべり症など児童生徒

期に生じやすい運動器疾患があること、機能的問題には柔軟性やバランス能力の低下があることについて知る必要があります。

合わせて骨端線、ヒトの成長と骨端線の関係、Growth Spurt（成長スパート）といった運動器の解剖と発育について理解することが重要です。

骨端線はヒトの身長増加に関わる大切な部分ですが、力学的に弱く、骨端線が閉鎖するまでは過度の負荷が骨端線障害の原因となります。そして骨端線閉鎖前と閉鎖後では力学的なストレスが集中する部分が異なるため、閉鎖前後で罹患しやすい障害が異なります。

Growth Spurt（成長スパート）は、小学校高学年から中学校にかけて急激に身長が伸びる時期であり、男性よりも女性のほうがより低い年齢で見られますが、健康診断で毎年測定する身長を用いて成長速度曲線を作成することで可視化が可能です。

Growth Spurtに関連して大切な点は、この前後で筋柔軟性が低下しやすいことと、骨量が増加するのはGrowth Spurtの後なので、Growth Spurtの最中は骨強度が低くなりやすく障害を発生しやすいことです。

最後に事後措置における経過観察方法は、日本臨床整形外科医会が作成したストレッチング*などを利用し、合わせて疼痛や機能障害の変化について経過を診ると良いでしょう。

＊http://www.jcoa.gr.jp/data/kensin.pdf（参照：2019年5月1日）

特に想定疾患と運動器の解剖ならびに発育について理解することは、運動器検診の意義と必要性を理解することに繋がります。養護教諭は学校現場の健康課題に真摯に取り組む真面目で誠実な先生が多いので、意義と必要性が理解できれば、モチベーションを維持できると思います。

3 運動器検診を教育的側面から考える

運動器検診の意義と必要性を理解することはもちろん重要ですが、そのうえで、教員はどのように運動器検診を捉えればよいでしょうか？

運動器検診は、単に児童生徒の保健管理の手段として考えるのではなく、児童生徒が自らの身体について考える保健教育の重要な手段として考えるべきです。学校保健は、保健管理と保健教育の2つの柱から成り立つことはよく知られています。

健康診断は保健管理としての印象が強いですが、保健教育の場として捉えるこ

とも重要です。健康診断は、学校保健安全法第13条において「学校においては、毎学年定期に、児童、生徒、学生または幼児の健康診断を行なわなければならない」と定められています。身長や体重測定、視力、聴力など、児童生徒の身体の形態面、機能面の発育発達の評価を行なったり、内科検診や検尿、レントゲンや心電図測定などで疾病の早期発見、早期治療のためのスクリーニングを行なったりすることで、個人・集団両方の健康評価を行ない、保健管理・指導に繋げるのが管理的な側面です。

　一方、保健教育的な側面としては、学習指導要領において、特別活動の学校行事の「健康安全・体育的行事」として位置づけられています。自らの身体とその健康について、児童生徒ならびに保護者の意識と関心を高め、自ら健康保持増進を行なうことができるように導くのが保健教育です。この考え方を運動器検診に照らすと、運動器疾患の早期発見という管理的な側面だけにとらわれるのではなく、特にスポーツクラブや運動部活動で練習に励んでいる場合には、運動器検診の保健調査票を自らの身体を振り返るセルフチェックの機会として利用する、教育的な側面を重視することが大切です。この考え方が児童生徒の自己管理意識を高め、「生きる力」の養成に繋がります。

　運動器検診は、管理的なアプローチだけではなく教育的アプローチを重視するべきであり、特に保健調査票をセルフチェック、ペアチェックのツールとして用いることをお勧めします。

第3章

子どもの身体的特徴と問題を知る

柏口 新二

梅村 悟

1 子どもの骨の構造──骨端は骨の製造工場 （柏口 新二）

子どもは骨端という成長のための製造工場を持っています（**図3-1**）。

図3-1　骨端は成長のための製造工場

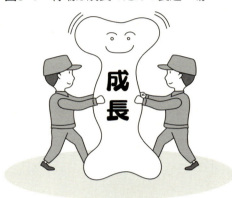

骨端は骨端核、骨端線、骨幹端で構成されており、木の新芽のように柔らかく傷つきやすいところです。本来は傷ついても修復力が旺盛で治りやすいのですが、ケガで強力なダメージを受けた場合や、オーバーユースで慢性のダメージを受けた場合は工場の機能がストップして新しい骨をつくらなくなります。

本来よりも早く骨端線が閉鎖すると、骨の縦方向の成長が停止して左右の手足の長さに違いが生じます。そして何年か経って後遺障害として気づくことになります。

投手の上腕骨が数センチメートル短くなっていることがありますが、それはこの骨端線の早期閉鎖によるものです。

逆に骨折した側の手足が過成長することがあります。これは骨折を治そうとして工場の機能が活発となり、骨を作り過ぎてしまうためです。

2 暦年齢ではなく骨年齢で判断 （柏口 新二）

子どもは大人のミニチュアではなく、骨の構造や機能が大人とは異なります。

手足の長い骨は中心部分が空洞になった筒状の構造をしていて、これを長管骨といいます。両端の膨らんだ部分を骨端、中央の筒の部分を骨幹と呼びます（**図3-2**）。

図3-2　子どもの骨の構造

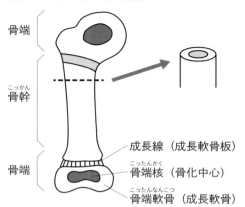

　子どもはこの両端の骨端に成長線とか骨端線と呼ばれる成長軟骨板があり、新しく骨がつくられて縦方向に伸びていきます。この骨端線は成長の終盤にさしかかると幅が狭くなり、やがて細い線となり、最後には閉鎖して周囲と同化して成長は終了します。

❶ 骨成長について

　骨の成長速度は均一ではなく、急激な成長を示す時期が生涯に2回あります。1回目は出生後から3歳頃までの第1次成長期、2回目は思春期の第2次成長期です。

　骨成長に性差があるのはよく知られたことで、女子の骨成長の進行は男子より2年ほど速いといわれています。成長速度がピークとなる時期は女子で12歳、男子が14歳頃です。身長の伸びが停止するのが女子で14～15歳、男子で16～17歳頃となります。

　しかし骨成長には個人差もあり、ピークが小学高学年という子もいれば、高校生という子もいて、20歳過ぎまで身長が伸び続ける人もいます。骨成長を正確に評価する際は、大学病院や小児病院などの専門医療機関で2次骨化の進行状況である骨年齢や成長速度曲線から個々に判断する必要があります。

❷ 身長はどれくらい伸びるか？

　保護者にとって「子どもの身長が伸びるかどうか」ということはとても気になることです。長管骨や骨盤のレントゲン像で骨端線や骨端核の状態を見ると、成長の真っ盛りなのか、これから伸びるのか、そろそろ成長も終盤にさしかかっているのかという大まかな判断はつきます。最終身長は両親の家系等の遺伝的因子

のほか、栄養や睡眠状態、病気の罹患などの環境因子によっても変わるので、正確に言い当てることは困難です。

　出生時の身体の各部分の長さは成人になるまでに、およそ頭部で2倍、体幹（胴体）で3倍、上肢で4倍、下肢で5倍になるといわれています。特に膝周囲の大腿骨の遠位部と脛骨の近位は骨造成が旺盛であるため、この部分のレントゲン像で身長の伸びの可能性は、大雑把には推測できます。身体は早熟、晩熟と個人差があるため、発育段階は暦年齢ではなく骨年齢で判断する必要があります。成長の開きがある子どもが同じ学年でプレーしている現実を忘れてはなりません。

　図3-3は11歳の少年の肘のレントゲン像です。左は平均より2年ほど進んだ早熟型、右は平均より2年ほど遅い晩熟型です。両者ではまさに大人と子どもの違いがあります。

図3-3　11歳男子の肘のレントゲン像

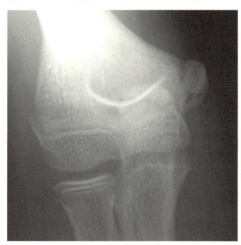 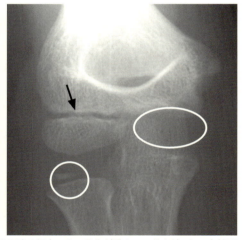

左の早熟型では小頭、橈骨頭、内側上顆の骨端線が薄らと残る程度にまで骨化が進んでいますが、右の晩熟型では小頭の骨端線は広く残り（矢印）、橈骨頭の骨端核は小さく（左下の丸）、滑車はまだ骨端核すら出現していません（楕円）。

3 現代っ子の姿勢と投動作

（梅村 悟）

猫背だとボールを投げにくい

　教師や保護者から、「姿勢の悪い子どもが増えている」「注意した時は、一時的に姿勢が良くなるけれど、良い姿勢が持続しない」など、子どもの姿勢の悪化に関する声をよく耳にします。特に胸椎の後弯が強い"猫背"と言われる姿勢が多く見られます（**図3-4**）。

図3-4　子どもの姿勢　正常と猫背

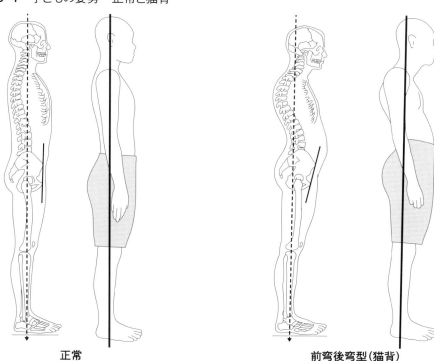

正常　　　　　　　　　　　前弯後弯型（猫背）

スマホやゲームの普及など生活習慣の変化により、現在は子どもに"猫背"が多く見られます。

　ヒトの姿勢は人類が進化の過程で得たものです。二足で立つ動物はいますが、"直立姿勢"と言えるのはヒトだけです。サルなどの類人猿や鳥類は二足で立ちますが、膝や股関節は曲がっているため"直立"とは言えません（**図3-5**）。ヒト特有の姿勢は、ヒトとして存在するうえで重要な要素の一つと言えます。その姿勢が近年悪化の一途を辿っています。

図3-5　サルやダチョウの姿勢

どちらも二足で立ちますが、
股関節や膝は曲がったままです。

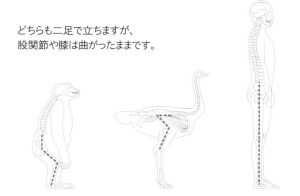

姿勢の悪化とともに、子どもの「投げる能力」の低下が注目されています。30年程前との比較では、大幅に低下しています。また、ここ10年でもその能力は低下し続けています（**図3-6**）。

図3-6　ソフトボール投げの平均値（小学5年生）

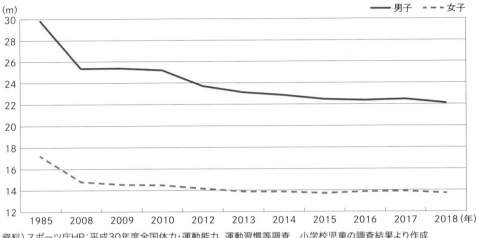

資料）スポーツ庁HP：平成30年度全国体力・運動能力、運動習慣等調査　小学校児童の調査結果より作成

実は、投げる能力の低下と、現代っ子の姿勢は大きく関係しています。直立姿勢がヒトの特徴であると同様に、強く・速く投げる能力もヒト特有のものです。ヒトは遠い昔から獲物を得るために、あるいは敵と戦うために物を投げ、生き延びてきたと言えます。ヒトに一番近いと言われるチンパンジーも物を投げることはできますが、時速は30キロ程度までです（**図3-7**）。

図3-7　チンパンジーとヒトの投球姿勢

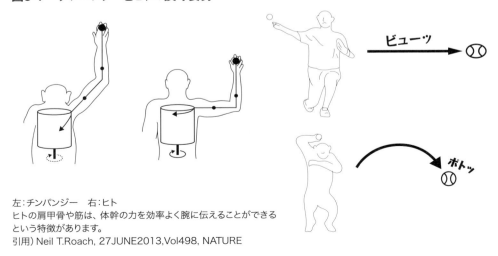

左：チンパンジー　右：ヒト
ヒトの肩甲骨や筋は、体幹の力を効率よく腕に伝えることができるという特徴があります。
引用）Neil T.Roach, 27JUNE2013,Vol498, NATURE

なぜ投げる能力に姿勢が関係しているかを説明しましょう。

投げるときに重要なのは肩や肘だけではありません。胸郭が重要な役割を果たしています。投げるときに、胸郭が開く（胸が反る）ことにより効率的にボールに力が伝わりますが、猫背で胸郭の開きが悪いとボールに伝わる力も弱くなります（図3-8）。

図3-8　違いがわかる投球姿勢

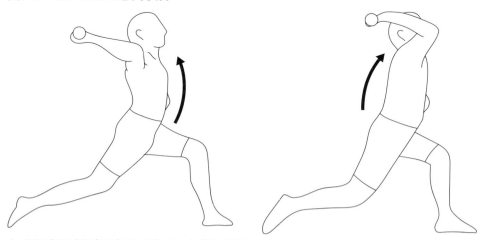

左：胸郭が開く（胸が反る）ことでボールに力が伝わります。
右：猫背だと胸郭が開きにくいので、強いボールが投げにくくなります。

つまり、現代っ子に多い猫背だとボールが投げにくくなります。このように投げる能力の低下は、現代っ子の姿勢の悪化と大きく関係しているのです。

良い姿勢が大切であるということは、ほとんどの人が認識し、子どもたちに姿勢に対する指導や注意をしていることと思います。それにもかかわらず、なぜ姿勢が悪い子どもが増えているのでしょうか。姿勢は、生活環境や生活習慣が大きく影響するため、その場で意識するだけでは、改善は難しいからです。

4 運動能力の低下とその原因

（梅村　悟）

近年、子どもの運動能力の低下が深刻化しています。"しゃがむ""片脚立ち"など、一昔前は当然のようにできたことが近頃は、できない子どもが増えています。

ヒトの身体は、使わなければ機能は低下します。成長期に適切に身体を使うことにより機能が発達しますが、現在の社会では日常的に身体を使うことが少なくなっています。その結果、運動能力が低下しているといわれています（図3-9）。

図3-9　しゃがめる子と、しゃがめない子

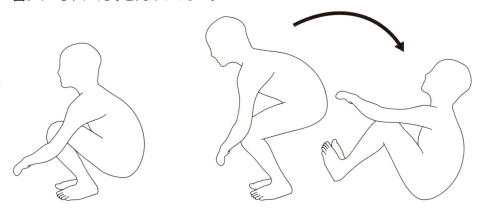

❶ しゃがめないのは足関節が硬いからか？

　近年、洋式トイレの普及や食卓テーブルでの椅子に座っての食事など、しゃがむ機会は明らかに減っています。また、小学校入学前は、砂場遊びなどでしゃがむ機会がありますが、小学校に入ると椅子に座っている時間が長くなるためその機会が減少し、学年が上がるにつれてしゃがめない子どもが増えていきます（図3-10）。

図3-10　小学校入学前、入学後の子ども

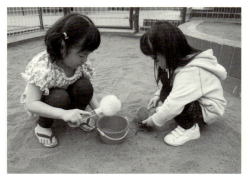 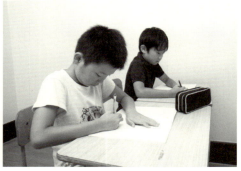

　しゃがめない原因としてまず頭に浮かぶのは、足関節の硬さです。しかし、足関節のストレッチを行ない、柔軟性が改善されてもしゃがめない子が多いです。そのような子どもは、殿部や腰部など、骨盤の周りの筋の柔軟性が低下し、仙腸関節や腰の骨などの動きが悪くなっていることがあります。そのため骨盤周りの筋へのアプローチも重要となります。

❷ 片脚立ちができないのはバランスの問題か？

　私が子どもの1970年代半ば頃は、道路にチョークで円を描き「ケンケン・パ」というような遊びがありました（図3-11）。今や、道路で遊ぶ子どもは希少となり、チョークの跡も見かけることはなくなりました。そのような状況のなか、片脚立ちができない子どもが増えています。

図3-11　「ケンケン・パ」

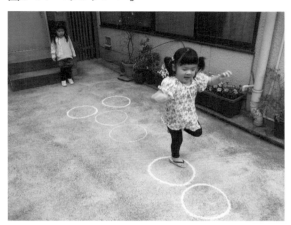

　片脚立ちができないのは、バランスの問題（平衡感覚）だけではなく、姿勢や筋力の問題が大きく関わっています。人間の重心は骨盤のあたり（仙骨前面）にあります。子どもは大人と比べると重心が相対的に高い位置にあるため不安定です（図3-12）。

図3-12　成長に伴う重心位置の変化

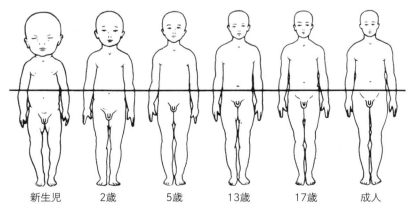

子どもは重心位置が高く、成長とともに重心の位置が低下します。

資料）中村隆一他　基礎運動学第5版　医薬出版　2002より引用

そのうえ姿勢が悪いと骨盤が過度に前傾したり後傾したりしてさらに不安定となります。その結果、重心の位置が安定せず片脚立ちが不安定となります。また、大殿筋や内転筋、腰部・腹部の筋など骨盤を安定させる筋の弱化も問題となります（**図3-13**）。

　野球では良い投手ほど「お尻が大きく、太ももが太い」と言われていますが、片脚立ちの安定性と関係しています（**図3-14**）。

図3-13　姿勢を支える筋肉

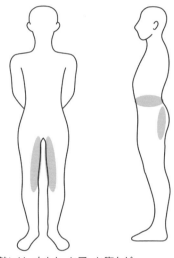

良い姿勢には、内もも、お尻、お腹など骨盤を支える筋肉が重要です。

図3-14　良い投手の筋肉

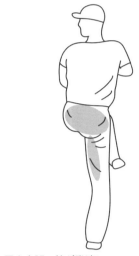

お尻や大腿の筋が発達し、片脚立ちも安定しています。

第4章

成長期に起きやすい外傷と障害

柏口 新二

1 痛みを伴う成長はない

　成長痛は、「成長痛ですから心配ありません」とか「成長痛ですから様子をみましょう」など、保護者や子どもたちを安心させるために使われることが多いようです。「成長痛」という言葉にはある種の魔力があり、保護者の方々もこの病名を聞いて安心して胸をなで下ろしてしまうのではないでしょうか。

❶ 成長痛は身体表現性障害

　そもそも成長痛は、2〜7歳の小児期の夜間に起こる原因不明の下肢痛に対して付けられた病名です。夕方から夜になると痛みを訴え、朝になると何事もなかったように元気に活動するというのが特徴で（**図4-1**）、血液生化学検査や画像検査をしても、これといった異常はなく、疾患を特定できないものをさしていました。

図4-1　子どもの成長痛

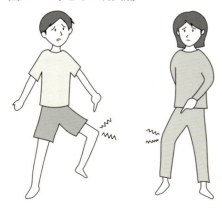

　「急激な成長に伴う成長線への負担による痛み」と考えられたこともありましたが、現在ではそれは否定的で、精神発達の未熟な幼児期にみられる身体表現性障害の一つと考えられています。

　昔は下肢痛だけに使われていたものがいつの頃からか拡大解釈され、成長期に見られる原因の特定できない四肢関節周囲の痛みを「成長痛」と言うようになりました。

　さらに近年では「成長期のスポーツ障害」と「成長痛」を混同して使っているようなケースも見受けられます。例えば膝のオスグッド・シュラッター病の脛骨粗面（膝頭の下の部分）の痛みを「膝の成長痛です」と説明する医師もいます。

通常は10歳を過ぎた頃から精神的に安定するので「いわゆる成長痛」は見られません。ですからスポーツをして痛みがあれば、何らかの障害や疾患と考えるべきです。

「成長痛」のなかにスポーツによる骨軟骨障害が隠れていることが多々あります。素人判断で「成長痛」と決め込んで痛みを我慢してプレーさせ、気づいたときには肘や膝が壊れていたということがあります。私たちの外来でも、そういった学童期のスポーツキッズが後を絶ちません。

また、スポーツによる骨軟骨障害だけでなく、なかには稀に、悪性の骨腫瘍や白血病で早急の治療が必要な例もあります。「成長痛」といわれる疾患のなかにも注意すべき疾患が潜んでいることを知っておかなければなりません。

❷ 最も効果があるのは「"お母さん"の手」

「成長痛」は、いろいろと手を尽くして検査や診察をしても明らかな異常が見つからない、そして、一定期間（3か月以上）の経過観察をしても症状が重篤にならず、熱感や発赤などの炎症所見がみられないときに付ける最終的な除外診断です。ですから、専門医の先生が「いわゆる成長痛です」と診断したときはひとまず安心してください。

それでは子どもの訴える痛みにどう対応すればよいのでしょうか。

湿布をしたり、氷で冷やしたり、痛み止めの薬を服用したり、さまざまな対応があります。熱感や発赤などの炎症所見はないのですから、本来は湿布も薬もいらないはずです。古今東西、最も効果があるのは「お母さんの手」——保護者の手です。優しく声をかけて、そばで添い寝してさすってあげる——子どもは安心してすやすやと寝入ります。この「手当て」をしているうちに安心して痛みを訴えなくなります（**図4-2**）。

図4-2 魔法の"お母さん（保護者）"の手

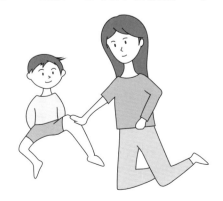

成長痛と思われる子どもの家庭環境を調べてみると、下の子どもが生まれたとか、母親が働きに出るようになったなど、環境の変化があることが多いようです。成長痛は決して嘘や仮病ではなく、環境の変化に適応できずに戸惑っている正常な心理反応です。周囲の大人が優しく見守って、真剣に対応していると、そのうちに自然に痛みを訴えなくなります。間違っても叱りつけたり、嘘だと責めたりしてはいけません。子どもは本当に痛みを感じています。
　成長痛は、器質的な問題がなくても心や頭で痛みを感じる心因性の痛みなのです。

成長痛 Q&A

Q 成長痛とスポーツ障害の区別は素人でもできますか?

A 簡単ではありません。「成長痛」は2〜7歳の小児期の夜間に起こる原因不明の下肢痛に対して付けられた病名です。この時期のお子さんで、お母さんが急に働きに出だしたとか下の子が生まれたなど、きっかけとなる要因があるときは成長痛の可能性があります。スポーツをしている10歳以上のお子さんでは成長痛ではなく、骨軟骨障害と思ってください。自己判断せずに信頼できる医療機関を受診してください。

Q 成長痛にならないような予防はありますか。

A 本当の「成長痛」は心因性の身体表現性障害ですから、予防はできません。あるとすれば"親子のコミュニケーションをたっぷり取る"ことでしょうか。

Q 成長痛と診断され、運動時の痛みがあるときに練習をさせてもいいのですか?

A 運動時の痛みがあるならそれは成長痛ではなく、スポーツによる骨軟骨障害です。専門の医療機関でどのような障害かを調べてから、判断する必要があります。

2 成長とともに傷つきやすい部位は変わる

　外傷であれ障害であれ、成長とともに壊れやすい部位は変わります。学童期の骨端が存在する間は、骨端が最も壊れやすい部位（最脆弱部位）となります。この時期には肉離れやアキレス腱断裂が起これば、きわめて珍しい例外といえます。

　さらに骨化が進み、骨端線が閉鎖しかける12歳前後になると骨端線が最脆弱部位となり、外傷なら剥離骨折や裂離骨折、骨端線離開を起こします。障害なら骨化障害を起こします。例えば大腿骨や脛骨の骨端線内側部の骨化障害で内反変形を起こすことがあります（**図4-3**）。

図4-3　16歳のサッカー選手の大腿骨の障害

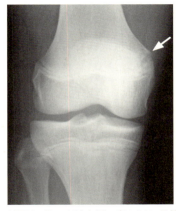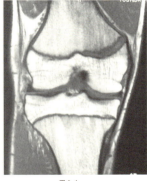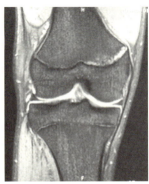

練習中、後に右膝内側の痛みあり。骨端線に一致した圧痛あり。大腿骨内側の骨端線の不整（矢印）、MRIで同部位にT1低輝度（黒く太い線）、T2高輝度（白い太い線）の変化を認めました。

　骨端線が閉鎖すると骨の縦方向への成長は止まります。この頃になると最脆弱部位は軟部組織になります。肉離れや腱断裂、腱鞘炎などを起こしやすくなります。また筋力も強くなるので腱や靱帯の付着部での障害も増えてきます。

3 全身にある骨端と障害

　成長に関わる骨端は大腿骨や上腕骨などの長管骨の端だけでなく、頭蓋骨など全身の骨に存在します。**図4-4**に成長期の子どもにみられる主な障害を示しました。

図4-4　成長期の子どもにみられる主な障害

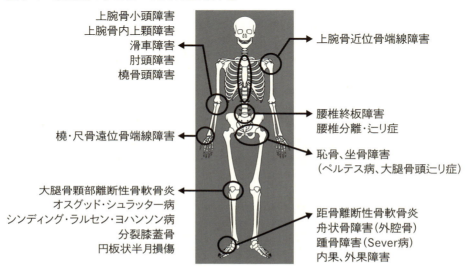

上腕骨小頭障害
上腕骨内上顆障害
滑車障害
肘頭障害
橈骨頭障害

上腕骨近位骨端線障害

橈・尺骨遠位骨端線障害

腰椎終板障害
腰椎分離・辷り症

恥骨、坐骨障害
（ペルテス病、大腿骨頭辷り症）

大腿骨顆部離断性骨軟骨炎
オスグッド・シュラッター病
シンディング・ラルセン・ヨハンソン病
分裂膝蓋骨
円板状半月損傷

距骨離断性骨軟骨炎
舟状骨障害（外脛骨）
踵骨障害（Sever病）
内果、外果障害

全身にある骨端や骨端線に障害が発生する可能性があります。代表的な障害と部位を示しました。

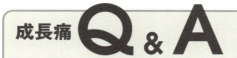
成長痛 Q&A

Q　長女が幼稚園に通っていた頃、夜中に足の付け根や膝を痛がることがたびたびありました。そのとき受診した医療機関で薬を処方してもらえませんでしたが、使ってはいけないのでしょうか。

A　下の子が生まれたときなど、お母さんなど保護者にかまって欲しいという無意識の表現が痛みの訴えになることがあります。器質的な問題から起こる痛みではないので、通常は薬は不要です。ビタミン剤などを偽薬として使ってもよいのですが、できれば使わないほうが良いでしょう。"お母さん"の「手当て」が一番です。

第4章
成長期に起きやすい外傷と障害

4 さまざまな骨端障害とケガ 典型的なもの、誤解されやすいもの

　以下、養護教員や担任の教員、スポーツ指導者からよく寄せられる疑問や質問をもとに、ポイントを絞って記していきます。詳細は他の専門書を参照してください。

子どもの膝痛

　成長期には膝蓋骨と膝蓋腱に関わる骨端症が原因で、膝前面に痛みが出ることがあります。

　膝を伸ばすときに働く力は、大腿前面にある大腿四頭筋から出されます。大腿四頭筋は「皿骨」といわれる膝蓋骨を経由し、膝蓋腱になって脛骨前面に付着しています。この「大腿四頭筋―膝蓋骨―膝蓋腱―脛骨粗面」という一連の部位を膝伸展機構と呼びます（**図4-5**）。

図4-5　膝伸展機構

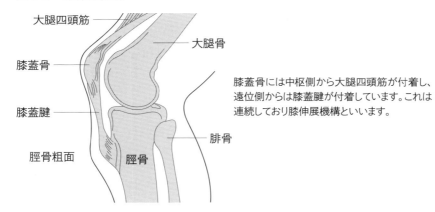

膝蓋骨には中枢側から大腿四頭筋が付着し、遠位側からは膝蓋腱が付着しています。これは連続しており膝伸展機構といいます。

❶ 膝伸展機構障害

走ったり、ボールを蹴ったり、ジャンプしたりするときに、この伸展機構に緊張が繰り返し加わり障害が生じます。特に学童期では骨端という軟骨に筋肉や腱が付着しているため、成人より骨軟骨障害が生じやすくなります。

膝伸展機構の骨軟骨障害には、①分裂膝蓋骨、②ラルセン病、③オスグッド・シュラッター病があります。

①分裂膝蓋骨

3つの障害のなかで発生年齢が最も早いのが分裂膝蓋骨で、7〜10歳頃です。膝蓋骨は通常2つ以上の骨化核があり、成長とともに癒合して1つの骨になります。これが癒合せずに残ったり、癒合したものが分かれたりしたのが分裂膝蓋骨で、痛みの原因になることがあります（図4-6）。いくつかのパターンがありますが、膝蓋骨の上外側部が離れるものが多いようです。

図4-6　右膝の痛みを繰り返していた14歳のサッカー選手

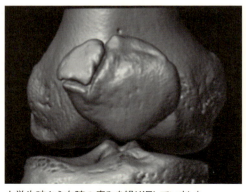
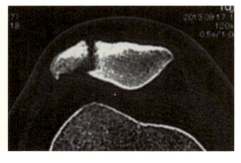

小学生時から右膝の痛みを繰り返していました。
14歳時に痛みを訴えて来院、膝蓋骨上外側に分離した骨片を認めました。

大腿四頭筋のタイトネスと過度な運動が原因となっていることが多く、走ったり跳んだりすることを制限して、大腿四頭筋のストレッチングをしていると癒合します。分離部が癒合すれば良いのですが、必ずしも癒合しなくても痛みはなくなることが多く、日常生活やスポーツ活動に復帰できます。

14〜15歳で痛みが頑固に残った場合は、大腿外側広筋の付着部での切離や小骨片の摘出、骨片の接合などの手術をすることもあります。

②ラルセン病

ラルセン病は10歳前後で発生します。正式にはシンディング・ラルセン・ヨハ

ンソン病（SLJ病）といいます。膝蓋骨の骨化進行時期に強い牽引力が膝蓋骨下端に加わり発症します。X線像では他の部位の牽引力による骨軟骨障害と同じく、骨の吸収像、分節像、骨片の離断といった像を示します（**図4-7**）。

図4-7 ラルセン病

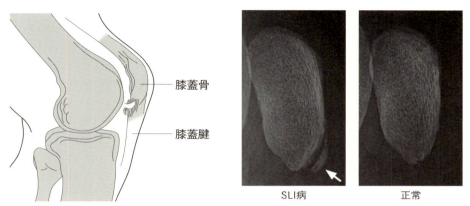

中央の写真のように膝蓋骨下端に分節化（矢印）がみられ、レントゲン写真に一致して圧痛があります。

運動時のチクッとする鋭い痛み、腫れや熱感がみられますが、運動の制限とアイシング、湿布等の外用剤での対症療法で沈静化します。一般に予後は良好で手術になることは稀です。ただし慢性化した場合は成人期のジャンパー膝（膝蓋腱炎）に移行することがあります。

③オスグッド・シュラッター病

オスグッド病（オスグッド・シュラッター病）は10〜11歳で発生します。膝蓋腱が付着している脛骨粗面と呼ばれるスネの隆起部に生じます。隆起部がさらに膨れ上がって圧痛と運動痛を訴えます。身長の伸びが著しい10〜15歳頃は、骨の成長に筋腱の成長の速さが追いつかないことから、付着部は緊張状態にあります。このうえに、スポーツでさらに強い牽引力が骨端に加わって障害が起きます。

治療の中心は、運動制限と骨盤帯や下肢筋群のストレッチングです。腫れや熱感、圧痛などの炎症症状が強いときは、数日間運動を休止し、アイシングをしたり、湿布を貼ったりします。

痛みが軽くなったら、数日から数週間かけて段階的にスポーツ活動に復帰します。痛みが和らいだからといって、いきなり元のレベルのスポーツ活動に戻ると再発するので注意してください。

骨端の障害が軽いときは数か月で治まることもありますが、すでに障害が進行して骨軟骨が離断しかけている場合は長期化することがあります。1〜3年の間

にわたり、症状が出たり治まったりを繰り返しますが、競技を休止したり運動量や内容を調節するうちに癒合してきます（**図4-8**）。

図4-8　オスグッド・シュラッター病

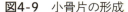

オスグッド・シュラッター病の発生間もない頃から治癒までの経過です。
通常は予後は良好で、有症状期のスポーツ制限と四頭筋のストレッチで治ります。

しかし、痛みを我慢して無理を続けた場合は、小骨片を形成することがあります（**図4-9**）。この小骨片は腱内に存在し、関節ネズミ（48ページ参照）のように移動することはありません。激しいスポーツ活動をしなければ、小骨片ができても疼痛が続かないこともあります。

図4-9　小骨片の形成

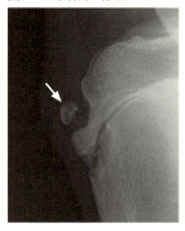

痛みを我慢してスポーツを続けた結果、脛骨粗面の骨端に小骨片（矢印）を形成しました。これは母床と線維性組織で繋がっていますが、偽関節化しており骨性癒合しません。

手術が必要となるのは15〜16歳になって頑固な疼痛のためにプレーに支障がある場合で、小骨片の摘出と瘢痕や滑液包の郭清を行ないます。ただし手術をしても術後数日で復帰できるものではなく、術後2か月前後は競技活動を中止、もしくは制限する必要があります。

手術が必要になる例はオスグッド病全体の3％以下で、決して多いものではありません。手術のタイミングとしては、中学3年生の夏以降から高校入学前が勧められます。この期間を逃すと高校生でのスポーツ活動の開始が遅れ、競技活動期間が短くなってしまいます。また早過ぎる手術も問題があり、第2次成長が落ち着くまでは保存的に経過をみるべきです。

運動制限と患部への負担を軽減させることから装具やテーピングが有効なことがあります。しかし、直接に障害を治すものではありません。装具やテーピングをしても運動強度や量を調整せずにスポーツを続ければ悪化します。筋のストレッチングは、症状がない時期でも再発予防のために続けましょう。

❷ 膝伸展機構障害以外の膝痛

①半月（板）損傷

半月板が傷つき、痛みや可動域が制限されます。

膝関節は表面の丸い大腿骨顆が平らな脛骨の上を転がるようになっています。安定させるためにタイヤの輪留めのようにはまっているのが半月板です（**図4-10**）。半月板は内側と外側の両方にあります。

図4-10　半月板

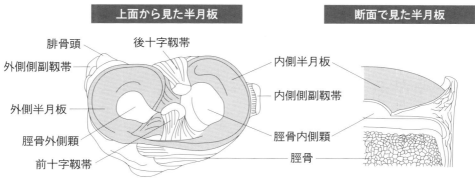

左は膝関節内を上から眺めた図で、内外に半月中央部の前後に前・後十字靱帯があります。右は半月の断面を見たもので、関節包から細い血管が1／3の所まで届いています。

スポーツや日常生活で膝を曲げ伸ばしたり捻ったりしたときに、半月が膝の大腿骨と脛骨の間に挟まって傷つくことがあります。ナイフで切ったような縦や横

の断裂や、雑巾が擦り切れるようにバサバサに裂ける断裂があります（**図4-11**）。また、靭帯損傷に合併するときのように1回の外力で裂ける場合と、繰り返し動作のなかで擦り切れて裂け目ができる場合があります。

図4-11　半月板損傷

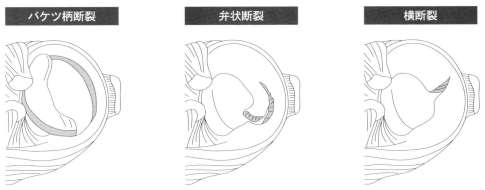

さまざまな半月の断裂形態があります。
バケツの柄のようにまくれたもの、弁のように裂けてペラペラとひっかかるもの、横に裂けたものなどがあります。

　痛みや可動域の制限が出て、炎症が強くなると関節包が腫れて水腫を伴います。引っ掛かることをキャッチング、曲げ伸ばしできない状態をロッキングといいます。

　痛みや可動域制限が続くときは、内視鏡下に部分切除か縫合の手術をします。特に10〜20歳代では膝の機能を保つために縫合して温存が優先されますが、変性が強くて縫い代が脆い場合や摩耗している場合は、先端部分の血流のない部分を最小限に切除せざるを得ません。半月は辺縁のみに血流があり、爪と同じように先端部分には血流がないので、無理に縫合しても癒合は期待できないからです。

　また外側に円板状半月といって中心部分に穴のない半月をもっている人がいます（**図4-12**）。

図4-12　円盤状外側半月板

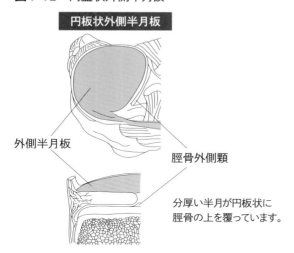

　円板状半月はサンドイッチのように大腿骨と脛骨で挟まれていること、そして半月板を構成する線維の走行も不規則なために変性断裂を起こしやすくなります。幼児期や学童期に膝が伸びきらない場合や、痛みや水腫を伴う場合は円板状半月を疑います。

　診断は理学所見とMRIで容易にわかります。状態が悪ければ形成的切除や縫合を行なうこともあります。切除後は軟骨に加わる荷重パターンが変わるために術後経過は症例により異なり、一定しません。なかには関節水腫や疼痛が3～6か月も続くこともあります。術後に過度のスポーツを続けていると変形性関節症になることがあるので、定期的な経過観察が必要です。

日常生活の変化に注意

　膝や足なら「走り方がおかしい」「階段を降りる際の足音が変わった」、肘なら「手が顔に届きにくい」などの日常生活動作の変化で異変に気づくことができるので、指導者や保護者はよく観察してください。離断性骨軟骨炎は特別な猛練習をしている子どもがかかるものではなく、スポーツをしているすべての子どもに起こり、時にはスポーツをしていない子どもにも発症することがあります。

②膝蓋骨脱臼

X脚傾向が強い場合などに膝蓋骨がはずれます。

膝は、大腿骨と脛骨からなる大腿脛骨関節（FT関節）と膝蓋骨と大腿骨からなる膝蓋大腿関節（PF関節）で構成されています。膝蓋骨の関節面は凸、大腿骨の関節面は凹になっていて、膝蓋骨が大腿骨上の溝を滑るように動きます。膝蓋骨は上方からは大腿四頭筋に、下方からは膝蓋腱で引っ張られ、内側、外側からは膝蓋支帯で引っ張られています（図4-13）。

図4-13　膝蓋骨の模式図

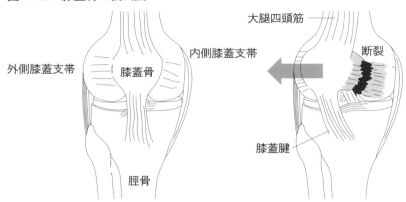

右は正常な膝の模式図。膝蓋骨は上からは大腿四頭筋、下からは膝蓋腱、内外からは膝蓋支帯で引っ張られてバランスを保っています。膝を内側に絞ると矢印のような力が膝蓋骨に加わり、内側膝蓋支帯が切れて外側に脱臼します。

X脚傾向が強い場合や大腿骨の溝が浅い場合は、膝蓋骨が外側にずれるような力が大きくなり、溝からはずれることがあります。バレーボールで女子が膝を絞って構えていますが、膝蓋骨脱臼を起こしやすい危険な肢位です。必ず足先と膝蓋骨が同じ向きにあるように構えるべきです。

脱臼しても整復されやすく、医療機関にかかったときにはすでに整復されていることが多く、見逃してしまうこともあります。脱臼するときに関節表面の軟骨が傷つくことがあり、剥がれてしまうと遊離体になります。

初回脱臼で、レントゲン撮影で膝蓋骨が外側に大きく傾いているときは手術で断裂した膝蓋支帯を縫合することができ、ほぼ元通りに回復します。習慣性になった膝蓋骨脱臼の治療は膝蓋支帯の再建を行ないますが、決して術後の成績はよくありません。

半月板損傷以外で膝痛の原因となる注意すべき外傷や障害に、前十字靭帯損傷、内側側副靭帯損傷、離断性骨軟骨炎（47ページ参照）などがあります。また膝周囲の骨は骨腫瘍の好発部位でもあり、最後の鑑別診断として決して忘れてならないものです。

肘──野球肘

❶ 野球によって生じた肘の外傷・障害の総称

　急にお腹が痛くなる急性腹症には虫垂炎や胃潰瘍、食中毒など命に関わるものもあれば、便秘や食べ過ぎなど緊急性の低いものまでさまざまな病態が含まれます。お腹が痛くて病院で「急性腹症です」と告げられて納得する人はいませんね。同じように野球で肘を痛めて「野球肘です」と言われても、納得してはいけません。「肘のどこがどのように障害されているか」「どのような治療をして、どれくらいの期間が必要か」を詳しく説明してもらう必要があります。

　年齢によって壊れやすい部位が変わり、同じ外力でも壊れる部位が違うので、成長期と成人では障害がかなり違います。**図4-14**は野球肘を成長期の野球肘と成人期の野球肘に分け、さらに成長期の野球肘を骨軟骨障害（骨や軟骨などの硬い組織の障害）と軟部組織障害（靭帯や腱、筋肉、神経などの軟らかい組織の障害）に細分化したものです。

図4-14　成長期の野球肘、成人期の野球肘

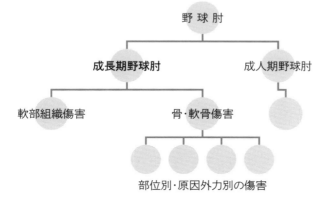

❷ 成長期の野球肘

　骨端線が閉鎖する前か閉鎖途上の障害で、骨端や骨端線を中心とする骨軟骨障害です。

①リトルリーグエルボー（上腕骨内側上顆障害）

　外から力が加わったときに、最初に壊れる部分を最脆弱部といいます。肘には小頭、上腕骨外側上顆、内側上顆、滑車、橈骨頭、肘頭と6か所に骨端があり、いずれの骨端も最脆弱部です（**図4-15**）。

図4-15　成長期の肘には6か所に骨端がある

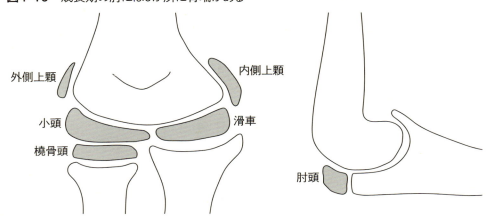

小頭は生後半年頃から骨端核が現われ12年くらいかけて骨化成熟します。
滑車は出現が遅く、11歳前後に骨端核が出て1、2年で一気に骨化します。

　最も多いのは内側（小指側）の出っ張った部分（上腕骨内側上顆）の障害で、「リトルリーグエルボー」と呼ばれています。

　遠投などで1回の強い力で生じる裂離骨折と、日々の繰り返す投球で生じる骨化障害があります。裂離骨折は「バチッ」と感じたというエピソードや診察所見から診断できますが、慢性期になるとレントゲン写真だけでは両者の区別は困難です。急性期の裂離骨折は手術やギプス固定を必要とすることがあります。

　主に内側（小指側）の突出した骨の下端が痛み、可動域が制限されます。投球するときだけ痛む、肘を曲げ伸ばしすると痛む、押さえると痛む、安静時にも痛むなどの場合があり、順に障害の重症度が上がります。注意したいのは外側（親指側）に痛みがあるときで、離断性骨軟骨炎（次ページ参照）のおそれがあります。

　痛みのある期間は投球を中止します。原則として、ギプスやシーネ、サポーター等は不要で、ランニングや捕球練習、バッティングは痛みがなければ許可します。「野球そのものを休止するのではなく、投球だけを休止する」という考え方です。

　ただしこれは指導者、保護者、選手の理解と信頼が大切で、我慢したり我慢させたりする関係ではうまくいきません。通常は完全修復までに2、3年を要し、その間に何度も肘痛を繰り返します（**図4-16**）。

図4-16　11歳7か月の投手のリハビリの経緯

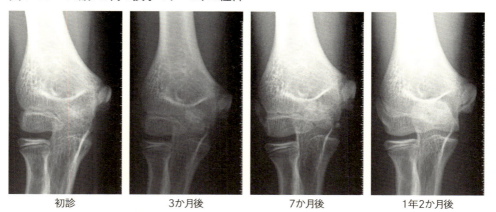

初診　　　3か月後　　　7か月後　　　1年2か月後

疼痛時の投球中止と肩甲胸郭機能の改善リハビリで、野球を継続しながら治癒しました。この間ギプスやサポーターなどは一切使用していません。

②最も厄介な上腕骨小頭障害

　成長期の野球肘のなかで最も厄介なのは、外側（親指側）の上腕骨小頭障害です。上腕骨小頭の関節面が離断し、遊離体（関節ネズミ　次ページ参照）を形成して関節炎を伴うことから、一般的には「離断性骨軟骨炎」と呼ばれています（**図4-17**）。

図4-17　典型的な離断性骨軟骨炎とそれに伴う遊離体

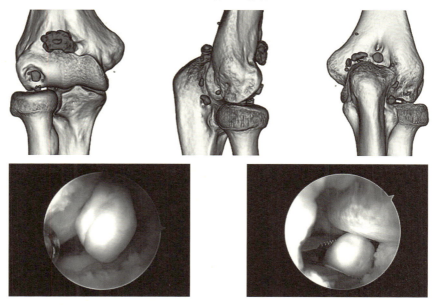

上段左のように上腕骨小頭中央部に陥凹と遊離体があります。上段の黒い小さな塊が遊離体で複数見られます。下段は内視鏡で観察したもので、遊離体は軟骨で覆われているので白く、表面はつるつるしています。

しかし離断するのは進行してからのことで、発症初期に適切な対応を受けた場合は離断せずに治癒します。離断性骨軟骨炎は痛みがないことが多く、気づいたときには進行していることが特徴です。症状のない早期に発見するためには超音波検査やMRIがお勧めです。

　離断性骨軟骨炎は痛みがなくても休みます。痛みがある期間だけ投球を中止するのではなく、レントゲン像で修復するまで上肢を使う動作すべてを中止します。ランニングや下肢を使ったスポーツは許可しますが、上肢は箸と鉛筆以外は持たないようにします。

　再開できるまでに約1年間かかります。症状のない子どもに運動中止を続けさせることは困難ですが、定期的に診察を受けながら頑張るように励ましてください。手術をしても多少の変形や可動域制限が残ることが多いので、できるだけ保存的に治すようにします。

関節ネズミ

　「関節の中にネズミがいるのですか?」と聞かれたことがあります。関節ネズミは遊離体のことで、表面を軟骨で覆われた白い塊で、中心部分が骨のこともあれば、軟骨だけのこともあります。

　摘出手術の際に関節内をあっちに転がり、こっちに転がり逃げ回るのが名前の由来です。時には骨と骨の間に挟まって、痛みを生じたり曲げ伸ばしができなくなります。ちょうど小さな石ころが靴の中に入り、痛みを生じるのと似ていて、石ころの居所がよければ症状を出しません。

　この遊離体ができやすい関節は肘、膝、足関節です。遊離体ができるメカニズムは大きく分けて3つあります。離断性骨軟骨炎（前ページ参照）で壊死に陥った骨が治癒せずに外れ落ちたもの、骨軟骨骨折で関節の一部が欠けてできたもの、滑膜性骨軟骨腫で卵のように滑膜からできたものがあります。

　肘では離断性骨軟骨炎が多いです。足関節では捻挫の時に生じたカケラが後になって遊離体となることもあります。痛みや引っかかり感があれば関節鏡で見ながらの摘出が勧められます。

　厳密には関節包という袋の中にあるものを遊離体と呼び、袋の外にあるものは遊離体ではなく骨軟骨片です。骨軟骨片は袋の外で靭帯や腱の中に収まっているため、あっちこっちに移動することはありません。形がよく似ているので一般的には区別されずに一緒にされることがあります。野球肘の内側上顆やオスグッド・シュラッター病（39ページ参照）の脛骨粗面、足関節の外果の骨軟骨片が代表的です。ただし遊離体と同じように痛みの原因になるので、症状があれば摘出することになります。

肩——上腕骨近位骨端線障害

❶ 学童期の肩痛では最初に念頭におき、上腕骨の成長障害を起こさないように

　少年野球選手が肩の痛みを訴えれば、上腕骨近位骨端線障害を疑う必要があります。決して稀なものではなく、スポーツ現場での運動器検診で少年野球選手の1〜2％に見られます。

　投球時の肩から腕にかけての痛みで、腕を横に挙げ、後方に捻り投球動作を再現すると痛みがあります。上腕骨の付け根付近を押さえると痛がることもあります。ただし痛みも長くは続かず、1〜2週間でなくなります。

　レントゲン像で骨端線の部分が、黒く抜けるのが特徴です。初期では骨端線の外側が黒く抜けたようになりますが、進行すると骨端線全体が黒く抜けて幅が広がります（**図4-18**）。骨端線が開大したように見えるため、「骨端線離開」とも呼ばれます。

図4-18　上腕骨近位骨端線障害

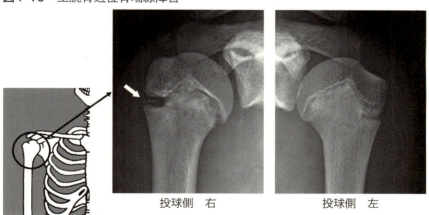

中央の写真で矢印の箇所が黒く抜けて骨端線の幅が拡がって見えます。
右の健側と比べると骨端線は内側までぼんやりと拡がって見えます。

❷ 痛みを無理して投げると成長に影響

　痛みを感じたときに安静にすると問題なく治癒しますが、痛みを我慢して投げ続けると骨端線が壊れて早期閉鎖します。閉鎖してしまうと新しく骨がつくられなくなるので、骨は縦方向には伸びなくなります。早期閉鎖する年齢が早ければ早いほど成長に及ぼす影響は大きく、小学5、6年生で閉鎖すると上肢長差が3〜5cmになることもあります（**図4-19**）。

図4-19　両腕の長さが違ってしまう

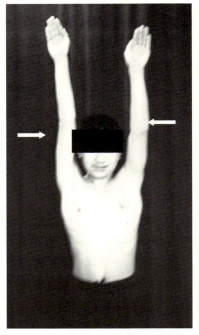 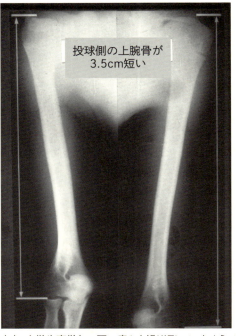

左右を比較すると右の上腕が3.5cm短くなっています。小学生高学年で肩の痛みを繰り返していたようです。

❸ X線像が修復するまで投球を中止

　肩の痛みは1か月もするとなくなりますが、投球はまだ中止します。痛みが取れても、骨端線が開き、周辺の骨が濃淡まばらな状態だと再発します。

　レントゲン写真で左右の骨端線の幅が均等になるまで投球を中止するのが原則です。通常は修復するまでに3か月はかかります。再発を繰り返しやすいのも特徴で、再発を繰り返すと骨端線が早期閉鎖して成長障害を起こします。

　また痛みが出てからすぐに骨端線が開くわけではありません。骨端線が開いたように見えるのは骨化障害の結果なので、痛みが出てすぐにレントゲン検査をしても画像に変化が出ないことがあります。痛みが出てからレントゲン像に変化が現われるのに3週間以上かかることもあります。

　一度レントゲン検査を受けたから大丈夫と安心しないで、1か月後にもう一度レントゲン検査を受けて、骨端線が開いていないことを確認してから投球を再開してください。

第4章
成長期に起きやすい外傷と障害

腰、脊椎

　脊柱は身体を支える大黒柱であるとともに、四肢を動かす脊髄神経の通る管でもあります。このライフラインに破綻が生じると、痛みだけでなく運動麻痺や知覚麻痺をきたして日常生活にも支障をきたします。

【腰椎分離症とすべり症】

❶ 発生後治療が遅れると偽関節となり、腰痛の原因になる

　分離症の病態は、椎間関節突起間部（パルス）と呼ばれる部位の疲労骨折です（図4-20）。

図4-20　腰椎分離症

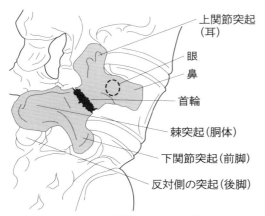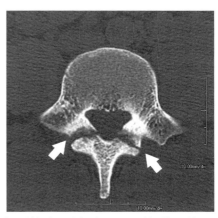

左図は腰椎を斜めに見た模式図で、椎間関節突起間部に亀裂（黒い線）があります。右はCTでの断面像で、第5腰椎の両側に亀裂（矢印）があります。テリア犬の形に似ており、前脚・後脚・耳・鼻・眼があり、首輪（亀裂）があります。

　35年ほど前までは先天性と言われていましたが、成長途上に発生し、適切に治療すれば癒合することが確認されています。成長途上の幼弱な骨に繰り返し加わる外力、特に捻りの力によって生じます。

❷ 1回でも腰痛があったときは検査を

　90％近くが第5腰椎に発生しています。ジュニア期で特に注意したいのは、進行に伴って終板障害を併発して分離すべり症に進展することです（図4-21）。なかでも10歳前後の分離症は高い確率で終板障害を合併するので、慎重な対応が必要です。

51

図4-21　分離すべり症

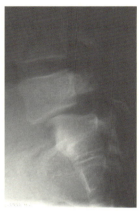
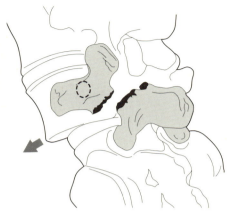

10歳、クラシックバレエ、腰痛を訴えて来院後1年ですべり症をきたして再来。初診時に第5腰椎の分離と終板障害が疑われたので、バレエの休止を勧めたが受け入れてもらえませんでした。

　腰痛を訴えますが、痛みは持続しません。運動後に少し痛いといったものから、立てないような痛みまでさまざまですが、数日で軽減します。痛みが取れたからといって安心できず、たとえ1回でも腰痛があったときは、レントゲン検査やCT、MRIといった画像検査をする必要があります。腰痛が持続したり繰り返したりするようになると、進行していることが多いようです。

　単純レントゲン検査だけでは不確実で、確定診断や経過観察はCTが有用です。MRIはさらに早期の診断が可能で、分離部が高輝度に現われます。また終板障害の合併の有無も診断できます。

❸ 早期発見＆スポーツ活動中止でほぼ治癒

　早期に発見できればスポーツ活動を中止し、コルセットを装着とリハビリで脊柱のアライメント（姿勢）修正をすることで癒合できます。早ければ早いほど治療成績は良好で、施設による差異はあるものの、80%の癒合率を報告している施設もあります。進行して発見された場合は、保存治療での癒合の可能性は少ないですが、すべり症への悪化をくい止めることができます。

　コルセットは半硬性と軟性がありますが、治療開始時は半硬性コルセットでしっかりと固定します。その後、分離部に新生骨が確認されてくれば軟性コルセットに段階的に変更します。夜間の就寝時と入浴時ははずしますが、それ以外は学校や自宅でも着けます。梅雨や夏の暑い時期は、コルセットの装着は難しいのですが、皮膚のケアも大切なので、短時間はずすのはやむをえません

　治療開始時は専門の競技種目はもちろんのこと、走ること等の全スポーツ活動を中止します。やがてストレッチングや基礎練習などを許可していきますが、「や

ってよいことと、いけないこと」をはっきりさせることが大切で、治療中の運動の内容および量をコーチと相談のうえで調整します。

　治療経過はCTやMRI検査で観察する必要があります。単純レントゲン検査は脊柱の姿勢やすべりの有無は確認できますが、骨新生の状態を細かく知ることはできません。

❹反り腰にならないよう運動療法

　腰椎分離症を有する子どもは、お腹を突き出した「反り腰」になることが多いです。ジュニア期の特徴で、腰椎の前方が早く成長し、後方が遅れるために反ってしまう傾向があります。また腹筋や背筋も弱く、十分に脊柱を支えることができません。

　コルセットによる固定と並行して、無理のない立位姿勢の習得、脊柱全体の可動性の改善、腹筋・背筋の強化など、運動療法も併せて行なうことが大切です。

【腰椎終板障害】

❶分離症と同じ割合で起こる腰の骨端障害

　聞き慣れない言葉ですが、「終板」とは四肢の長管骨の骨端に相当する部位です。腰の椎体はこの終板で形作られるので、障害されると椎体が楔状に変形したり、中央部分が陥凹したり、後方が外れて小骨片を形成したりします（**図4-22**）。

図4-22　腰椎終板障害

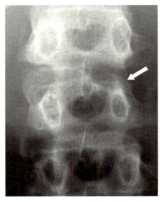
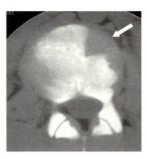
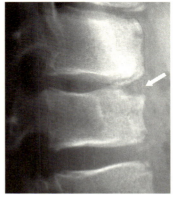

13歳男子サッカー選手、小学6年生より腰痛を繰り返していました。第4腰椎椎体の正面像（左端）と側面像（右端）で矢印部分に椎体の形成不全が見られます。CT像（中央）では左側面に骨の形成不全がみえます。

限局性の障害と広範性の障害があり、部位によって前方型、中央型、後方型に分類されます。前方型、中央型、後方型ともに腰部の違和感や疼痛が主な症状です。後方型終板障害では終板の一部が解離すると神経根を圧迫するため、激烈な腰痛と麻痺をきたすことがあります。

　他の骨端障害と同じように、初期では症状や所見に乏しく、発見が遅れます。進行期になってようやくレントゲン等の画像検査ではっきりと変化を捉えることができます。分離症と同様に成長期の腰部障害の25％を占めます。

　腰痛が軽く持続しないときは運動量を加減しながらスポーツ活動を継続し、経過を観察します。腰痛が強いときはスポーツ活動を一定期間休止して、半硬性あるいは軟性コルセット固定を行ないます。

　終板障害の腰痛は持続せず、数日で軽減することが多いのですが、腰痛を再発します。腰痛が軽いため軽視されがちですが、長期間にわたって障害が持続すると、椎体（背骨）の変形を生じてしまいます。

　後方型終板障害の腰痛発作も保存的に対応しますが、運動麻痺を伴っている場合や3か月待っても疼痛が軽くならない場合は、離断した骨軟骨片を手術で摘出することがあります（**図4-23**）。

　終板障害は、スポーツ障害として注目されるようになってまだ30年足らずで、長期経過が不明です。終板障害後の椎体変形があっても、青年期までは腰痛もなく日常生活を送ることはできますが、中高年以降に変形性脊椎症や腰部脊柱管狭窄症に移行することが危惧されます。

図4-23　腰椎終板障害

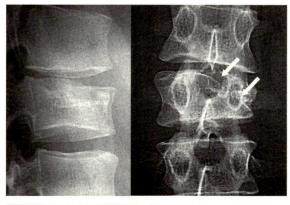
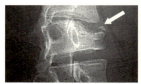
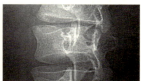

先述の13歳の少年の6年後（19歳）の単純レントゲン像です。上段右の正面像では第4椎体が左側で楔形に変形し、下段右の斜位像では前方寄りが大きく陥凹しているのがわかります。10年後、20年後の年をとってからの変形が心配されます。

股関節、骨盤帯

骨盤は下肢と体幹の間に位置し身体の中心ともいえます。この部に問題が生じると、スポーツ活動だけでなく日常生活動作にも大きな影響を及ぼします。

【骨盤裂離骨折】

骨盤についている筋がはがれます。

骨盤は姿勢を保つための重要な筋群である腹筋、背筋、腸腰筋や股関節の回旋筋群、大臀筋、中臀筋そして大腿四頭筋、ハムストリング（大腿屈筋群）、内転筋などの体幹筋群と下肢筋群のターミナルになっています。

ジュニア期ではこういった筋肉の付着部が弱く、ボールを蹴る動作やスタートダッシュなどの急激な筋収縮によって付着部がはがれます。大腿直筋の付着部である下前腸骨棘、ハムストリング（大腿屈筋群）の付着部である坐骨が代表的な発生部位です。

治療は安静による自然治癒で、手術を要することは稀です。原因となった筋の緊張が緩むような姿勢で安静にします。普通は受傷直後から歩行可能で、ギプス等の固定も不要です。痛みが強い場合にだけ、簡易装具等での固定や松葉杖で下肢への荷重を減らすことがあります。

早ければ4～6週で癒合しますが、あまりに早い復帰は再受傷を招きます。特に坐骨は慢性化し、剥がれた骨片が癒合しないことがあるので慎重な対応と経過観察が必要です。現在、メジャーリーグで投打の二刀流で活躍している大谷翔平選手も高校2年生の冬に坐骨の裂離損傷を起こし、3か月ほど投球を中止しました。そのときに無理をしなかったことが、現在の活躍につながっているといえます。

【恥骨、坐骨の骨軟骨障害】

8～12歳の活発な少年や少女の恥骨や坐骨に腫瘍様の骨変化がみられることがあります（図4-24）。

図4-24　両側坐骨の骨軟骨障害

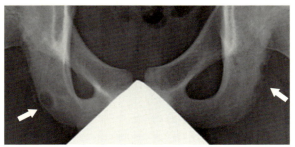

初診　11歳　男子　野球

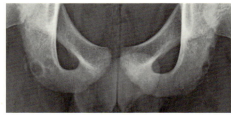

2か月後

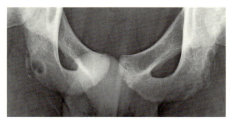

6か月後

右臀部痛で来院。両側の坐骨に囊腫様変化や辺縁の不整像がみられます。血液検査などで感染や悪性腫瘍を思わせるデータがないためスポーツを中止して経過観察しました。2か月後（下段左）より辺縁に骨形成がみられ、痛みがなくなりました。6か月後（下段右）にはさらに骨化がはっきりとみられました。この時点でチームの練習に復帰しました。

恥骨と坐骨の結合部に生じるものは、ヴァンネック病と呼ばれています（図4-25）。

図4-25　ヴァンネック病（9歳のサッカー選手）

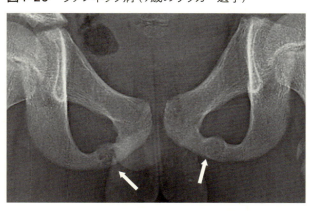

右臀部痛で来院。両側の坐骨と恥骨の結合部に骨膨隆がみられます。スポーツ活動を制限して経過をみたが、1年で骨形成をみました。

症状は走ったり跳んだりした際の臀部の痛みで、スポーツ活動の休止や制限でおさまります。付着する大腿屈筋群の牽引ストレスによる恥骨や坐骨の骨化障害もしくは疲労骨折といわれています。予後は良好で1〜2年の経過で癒合し、正常の骨盤になります。

骨肉腫やユーイング肉腫などの悪性腫瘍が発生することもあるので、注意深い鑑別と経過観察が大切です。

【股関節周囲が痛むその他の疾患】

スポーツ障害ではありませんが、成長期の股関節周囲の障害として念頭におかなければならないものは、ペルテス病、大腿骨頭すべり症、臼蓋形成不全です。スポーツをしたことによって症状が早く出て、発見されることがあります。

①ペルテス病

5〜10歳の活発な男子に多い大腿骨頭に生じる骨端症です。軟骨下の海綿骨が壊死するため、股関節周囲が痛みます。早期に発見し、適切な保存治療ができれば治癒します。スポーツ活動で発症するというより、スポーツ活動が契機で発見されると考えられます。

②大腿骨頭すべり症

大腿骨頭が後内側に転位する疾患で、原因ははっきりとわかっていません。10〜15歳ぐらいに発症し、男子に多い傾向があります。手術による内固定が必要となります。

③臼蓋形成不全

股関節は大腿骨頭と受け皿である臼蓋からできています。臼蓋が浅い人が一定の割合でおり、スポーツ活動で痛みや違和感が出て、発見されることがあります。持久走や体重増加で関節症を起こしやすくなります。程度によっては早期の手術が必要になります。

足

【踵骨骨端症】
❶ 踵の痛みを主訴とし、学童期の骨軟骨障害で最も発生頻度が高い

小学4～5年生頃に発生することが多く、シーバー病ともいいます。最初は運動後にときどき痛む程度ですが、悪化すると歩くときにも痛むことがあります。数日休むと痛みは消えて、運動できるように回復しますが、またしばらく運動していると再び痛み出します。

❷ 踵への過度な牽引力が原因

踵の骨が形成される骨端が、走る際に衝撃が加わる部分にあることから、アキレス腱という強大な腱が付着し、踵の後方で90度方向を変えて足底腱膜に移行します。この部位はヒールコードと呼ばれ、踵骨を積み込むように付着しています。こういった所はラップ・アラウンド（wraparound）構造といわれ、運動により牽引ストレスと圧迫ストレスが踵骨骨端に加わります（**図4-26**）。

図4-26 踵骨のラップ・アラウンド構造

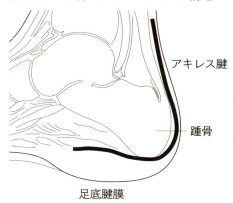

踵骨にはアキレス腱が付着して、方向を90度変えて足底腱膜となります。この腱の付着部はヒールコードと呼ばれ、ラップ・アラウンド構造を呈しています。アキレス腱や足底腱膜に牽引ストレスが加わると、踵には圧迫ストレスが加わる仕組みになっています。

この力学的ストレスが、8歳から9歳頃の幼弱な骨端線や骨端核に骨化障害を起こします（**図4-27**）。

踵はヒールパッドという脂肪の袋がクッションとなって接地時の衝撃を緩和します。過度なスポーツ活動や大き過ぎる靴、硬い路面や床、肥満などがあると骨端核への直接の圧迫力が加わり、障害を起こしやすくなります。また、サッカー

図4-27　踵骨の骨化進行過程

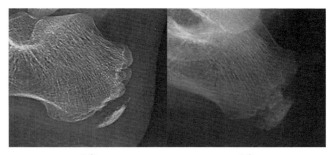

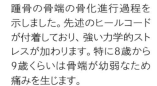

踵骨の骨端の骨化進行過程を示しました。先述のヒールコードが付着しており、強い力学的ストレスが加わります。特に8歳から9歳くらいは骨端が幼弱なため痛みを生じます。

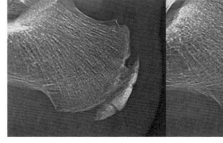

や野球のスパイクは底が薄いため、踵にまともに衝撃が加わります。レントゲン像では踵の骨の後下方にある骨端核の分節化や骨端線の乱れ、骨幹端の硬化が見られます。

　手術の必要はなく、疼痛時の運動制限で変形を残すことなく治癒します。踵骨骨端症が治りやすいのは、踵の血流が豊富なことにあるといわれています。小学生のスポーツ障害のなかで最も発生頻度が高いのですが、重症化することはなく予後は良好です。

　痛みがある期間だけ走ったり跳んだりするのを休みます。下腿三頭筋が拘縮を起こしていることが多く、この筋をしっかりとストレッチすることが重要です。痛みが出てから1年間ぐらいは繰り返すことが多いので、スポーツの前後や風呂上がりに毎日ストレッチすると再発予防になります。靴底の踵の部分に衝撃吸収素材の中敷きを入れると痛みが緩和します。

　注意しなければならないことは、稀に骨嚢腫や類骨骨腫という腫瘍性の疾患が潜んでいることがあることです。局所の診察だけでは鑑別できないので、レントゲン検査を必要とします。子どもが踵の痛みを繰り返すときは、一度はレントゲン検査を受けておく必要があります。

【足関節捻挫（外側靱帯損傷）】

最も頻度が高いスポーツ外傷です。

　足関節捻挫はスポーツ外傷のなかで最も頻度が高く、なかでも頻発するのは足関節の内反が強制されて起こる内反捻挫です。

　凹凸のある路面のランニング、スライディング、他人の足の上への着地等で生じます。前距腓靱帯だけ損傷する場合と踵腓靱帯、後距腓靱帯などと合わせて損傷する場合があります（図4-28）。

図4-28　足関節の外側には前距腓靱帯、後距腓靱帯、踵腓靱帯がある

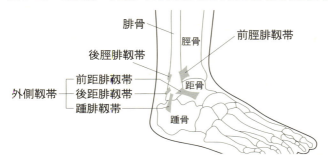

　重傷度によってⅠ度、Ⅱ度、Ⅲ度に分類されています（図4-29）。「捻挫です」というと安心しますが、実際は靱帯損傷ですので軽く見てはいけません。最も重傷の靱帯損傷は脱臼です。

　捻挫したときの状況と腫れ、皮下出血、痛みの種類（動かしたとき、動かさないとき、押したとき、ストレスが加わったときなど）で重傷度を判断します。

　中等度以上の傷害が疑われる場合は、単純レントゲン像だけでなく、超音波検査装置（エコー検査）を使い、靱帯の断裂の程度や不安定性を評価する必要があります。エコー検査では前距腓靱帯断裂の程度を正確に判定でき、治癒経過も見ることもできます。

　Ⅲ度では距骨の骨軟骨損傷を合併することがあるので、MRIやCT検査を行ないます。腓骨筋腱の脱臼を伴うこともありますが、受傷直後は診断が難しいので、数週間して腫れがひいてから脱臼の有無を再確認します。

　どんな程度でもまずRICE療法（安静、アイシング、圧迫、幹部の挙上　69ページ参照）を行ないます。そのあと、Ⅰ度損傷では必要に応じて装具療法かテーピング固定を、Ⅱ度損傷ではギプス（ギプスシーネ固定）、装具固定、テーピング固定のいずれかを行ないます。足関節を90度に固定し、踵を突き上げないようにしましょう。

図4-29　足関節外側側副靱帯損傷の程度別所見

	靱帯損傷	腫脹	不安定性
第Ⅰ度	わずか	少し	ない
第Ⅱ度	部分断裂	中等度	中等度
第Ⅲ度	完全断裂	高度	ゆるい

Ⅰ度は微細断裂、Ⅱ度は靱帯の部分損傷の中等症、Ⅲ度では前距腓靱帯の完全断裂と踵腓靱帯、後距腓靱帯などと一緒に損傷していることが多いです。

【足の過剰骨障害】

　足部には過剰骨が見られることがあります。かつては発生学的な遺残物とされていましたが、近年では幼小児期のスポーツ障害や外傷の遺残障害ではないかと考えられるようになっています。

　過剰骨は腓骨遠位端（外果障害）、脛骨遠位端（内果障害）、舟状骨後内側（外脛骨障害）、距骨後方（三角骨障害）が代表的です。この過剰骨は隣接する骨と線維性もしくは軟骨性に癒合しています。

【有痛性外脛骨障害】

　足の内側には舟状骨という骨があり、この骨の骨端が骨化障害を起こして外脛骨という小骨片を形成することがあります（図4-30）。この部分には後脛骨筋が付着しており、有痛性外脛骨は、この筋のオーバーユースが原因と考えられています。

図4-30　有痛性外脛骨

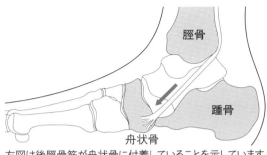
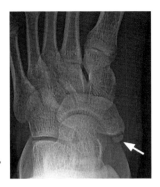

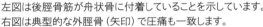
左図は後脛骨筋が舟状骨に付着していることを示しています。
右図は典型的な外脛骨（矢印）で圧痛も一致します。

　一般にジュニア後期までに舟状骨と外脛骨の間の結合が安定化するため、痛みが出なくなります。稀に慢性化した場合や、ジュニア後期になって症状を出した例では手術が必要になります。

【三角骨障害】
　底屈したとき、距骨後方が脛骨と衝突することで、三角形の骨軟骨片をつくり、後足部に痛みを生じます（**図4-31**）。

図4-31　三角骨障害

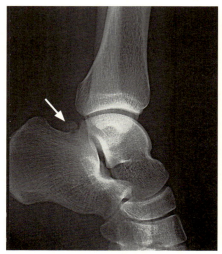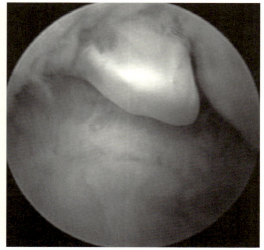

左が足関節のレントゲン写真で矢印が三角骨です。足関節を底屈すると脛骨に衝突します。
右は鏡視下手術の術中写真です。

　クラッシックバレエでのつま先立ちや、サッカーのインステップ・キックで生じることが多いようです。
　スポーツ活動を制限し、テーピングや装具で足関節の底屈を制限します。ステロイドの局所注入も効果がありますが、痛みが慢性化する場合は鏡視下手術で摘出することもあります。

再生医療より検診での早期発見
　近年は遊離骨軟骨移植や培養軟骨細胞移植などの再生医療が導入されるようになりましたが、それをもってしても壊れた関節を完全に復元することはできません。早期に見つけ出し、保存治療で自然修復した結果に及びません。年に1、2回は専門医の診察と画像検査を受けることを勧めます。画像検査もMRI等の高額な検査は不要で、単純レントゲン検査とエコーで発見できます。

手、手関節

　スポーツや日常生活で外傷や障害を受ける危険性が高いのが、手です。早期に正確な診断、適切な対応を受けると機能障害を残さず治り、日常生活や競技に復帰できます。

【マレット・フィンガー（槌指）＝つき指】

　ボール等が指先に当たった場合、指先に近い関節（遠位指節関節）で指を伸ばせなくなることがあります。これは指の末節骨に付着している腱が付着部から剥がれているためです。剥がれた腱は骨片を伴っていることが多いです。この指先が曲がった状態をマレット・フィンガー（槌指）といい、一般的には「つき指」と呼ばれます。

　「つき指をしたら指を引っ張ればよい」といわれますが、指先が曲がった状態のときには決して引っ張ってはいけません。そっと指を段ボール紙や割り箸で固定して整形外科を受診してください。

　治療は保存療法と手術療法があります。6～8週間、簡易装具を用いて遠位指節関節で指を反らすように固定します（**図4-32**）。骨折や脱臼を伴っている場合は手術を行なうこともあります。

図4-32　つき指

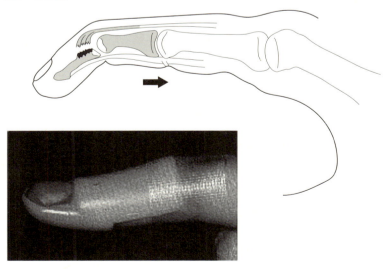

末節骨に付着している伸筋腱が骨付きで剥がれます。下の写真のようにDIP（第一）関節伸展位で固定します。

第5章

障害・外傷が起きたときの応急処置

柏口 新二

❶ 病院へ行くか、様子をみるか

　病院に行くか迷ったときはできるだけ早く行くのが良いでしょう。ただしどんなに大きな病院でも夜間や休日は各科の専門医や技師が待機しているわけではありません。また緊急に行なえる画像検査にも限界があるので、その日のうちに診断が確定し、適切な治療を受けることは困難だということを知っておいてください。

　一般的にはケガをしたときはなるべく早く病院を受診し、「使い傷め」は急がずに通常の診療時間に受診してください。

　スポーツ外傷・障害で救急車を呼んだり、緊急に病院を受診する必要があるのは、以下のような場合です。

　①痙攣や意識消失　→（頭部外傷、心臓の異変、熱中症）
　②手足にしびれや運動麻痺がある　→（脊椎・脊髄損傷）
　③大量の出血がある　→（血管損傷）
　④腹部の痛み　→（腹部臓器損傷）
　⑤吐き気がする　→（頭部外傷）
　⑥目の損傷
　⑦四肢が大きく変形して腫れている

❷ 緊急時の対応の仕方

　持久走で突然倒れた場合や、胸にボールが当たって倒れた場合は心臓に異変が生じたおそれがあります。このときは即座に救急車を要請し、人工呼吸や心臓マッサージを行ないながら到着を待ちます。心室細動という不整脈になると、心臓から十分な血液が送り出せなくなるために死に至ります。心室細動に対しては唯一、電気ショック（AED：自動体外式除細動器）が有効です。生存率は1分間に10％ずつ低下するといわれ、一刻を争います。

　最近ではデパート、駅、学校、スポーツジムなど、人が多く集まる場所や運動する場所にはAEDが設置されています。音声ガイドに従って電極パッドを患者さんの身体に貼るだけで、その後は機械が自動的に脈を読み取り、自動的に電気ショックを与えてくれます。誰でも、その場に居合わせた人が使ってよいことになっているので、ためらうことなく実施してください。マラソン大会、野球、ソフトボール、サッカー、ホッケー、ラクロス、空手などの大会開催にあたってはAEDを準備しておくことが求められます。

　また飛込みや転倒で頸部に強い外力が加わり、手足が麻痺しているときは頸髄損傷が考えられます。このとき、呼吸をしていれば、そっと頸部を動かさないように固定して安全な場所に移動させて救急隊の到着を待ってください。損傷が悪化するので、決して揺すったり、坐らせたりしないでください。

❸痛みで困ったときの対応

　ぎっくり腰などの急性腰痛で動けないような場合は、緊急に受診する必要はありません。仰向けや側臥位になっていると痛みが軽くなるのであれば、痛みの強いときには動かずに自宅で安静にし、動けるようになってから専門医を受診するのが賢明です。ただし横になって痛み止めを飲んでも治まらないようなときは、尿管結石や脊髄腫瘍など別の疾患が考えられるので、病院を受診してください。

　転倒や打撲をして変形が強い場合は脱臼や骨折が疑われるので、できるだけ早く病院を受診するとよいでしょう。腫れだけで変形が少ない場合は急ぐ必要はありません。後に述べるRICE療法（69ページ参照）で冷やし、安静にして腫れを治めてから、通常の診療時間に受診しても大丈夫です。

❹痛みを訴えたら専門医を受診

　肩、肘や腰などの慢性的な痛みは、様子をみてよいのか、それとも病院を受診したらよいのか迷うことが多いと思います。特に学童期では本当に痛いのか、どの程度痛いのかがわからず、ついつい受診のタイミングを逃してしまいます。同じ部位を2回以上痛がったときは通常の診療時間に専門医を受診するとよいでしょう。

　徳島大学グループの38年間の検診・調査の結果によると、50％以上のプレーヤーが肘の痛みを自覚し、そのなかで80％近くが何らかの骨軟骨障害をもっていました。痛みが出て消えるまでの期間は5日以内が60％、5〜10日が20％、10〜30日が17％、30日以上が3％でした。

　このように痛みの持続期間が短いのが学童期の特徴です。学童期の骨軟骨障害では重傷の障害でも1か月も休むと痛みはなく、可動域も改善して治ったような錯覚を起こします。腰椎分離症や終板障害でも同様の傾向がみられ、気がついたら進行していることが少なくありません。

❺子どもの痛みは大人の3〜5倍くらいに考えてちょうどよい

　「子どもの痛みは大人の3〜5倍くらいに考えてちょうどよい」と保護者や指導者に言います。最初から「たいしたことはない」とか「何もないだろう」という気持ちで診ていては、見えるものも見えません。「何か起こっている」「わずかな変化も見逃さないぞ」という気持ちで診ていると、初診時に見つけられなくても、後日に異常を見つけることができます。そういう気持ちが早期発見、早期治療につながります。

　スポーツをしている子どもが痛みを訴えたときは、まず休ませ、専門医を受診してほしいと思います。また、痛みの感受性は個体差が大きく、1、2日の痛み

は覚えていないことも多く、忘れているので、痛みを自覚していなくてもできれば年に2回、最低でも年に1回は運動器検診を受けることを勧めます。

❻何科に行く？　～スポーツ外来と一般外来～

　日本代表の水泳選手が腰痛で苦しんでいたときに、何人もの高名な先生のもとを訪ねたそうです。そのなかに「水泳を止めたら治ります」と答えた先生がいたそうです。確かに趣味で泳いでいる患者さんにはひとつの回答になりますが、世界のトップで闘っている選手にはそれでは答えになりません。腰痛で苦しんでいるダンサーや肩痛で苦しんでいる投手に対しても同じです。人を治療する際に専門分化しすぎて、肩や腰といったパーツの治療になってしまうと、こういったことになりがちです。「疾患や障害を診るのではなく、患者さん（選手）を診る」ことが大切です。

　治療は日常生活レベルか、レクリエーションレベルのスポーツか、競技レベルか、選手権レベルかで違ってきます。例えば42.195kmを走るマラソン選手が、腰痛のため30kmを過ぎた頃からスピードが1km3分後半に落ちてしまうという場合、日常生活レベルやレクリエーションレベルならこれは贅沢な悩みで、治療の対象にすらなりません。しかし競技レベルでは深刻な問題となります。

　まずその選手の腰に何が起こっているのか、分離症か、椎間板ヘルニアか、筋肉疲労か、仙腸関節障害なのか病態を明らかにします。次に選手自身の走りのイメージを聞き、コーチと一緒に走りを分析して原因となる動きを突き止めます。投薬やブロックで痛みが取りきれないときは手術となりますが、ほとんどの場合は運動療法で対応できます。拘縮のある部位はストレッチングで柔軟性を回復させ、筋力の弱いところは強化し、動きのパターンを再構築していきます。

　最初から解法が決まっているわけではなく、選手やコーチと一緒に糸口を見つけていくことになります。数か月、時には1年近くかかることもありますが、何とか解決できるものです。実際は設備やマンパワーに限界や制限があるため、ここまで濃厚な治療ができるのはトップレベルの選手に限られます。しかし一般の選手でも程度の違いはありますが、これに近い対応は可能です。トップ選手も一般選手もそれぞれの治療のゴール設定によって治療内容は違いますが、機能回復を目指すという点ではまったく同じです。

応急処置

❶ 捻挫、打撲、肉離れはRICE療法

　捻挫や打撲、肉離れなどでは、すぐ病院を受診できない場合がほとんどです。医療機関を受診するのに1時間以上かかる場合は、応急処置としてRICE療法を施して腫れを抑えることを勧めます。

　現場で適切な処置が行なわれずに、腫れ上がってしまうと治癒が遅れ、後遺障害を残してしまうこともあります。急性外傷を受けたところは皮下や筋肉内に出血を起こし、腫れて熱をもって、痛み出します。1時間も放置すれば腫れは完成し、血行障害や疼痛物質の放出などの2次障害が起こってきます。ましてや受傷後も試合に出続けるようなことをすれば、傷はさらに増大、悪化します。

　受傷直後に出血を止め、炎症反応を最小限にするような処置をして腫れを抑えれば、回復は早くなります。

　皮下出血を最小限にくい止めるためには、包帯やテーピングで軽く圧迫し、冷却します。練習や試合を休んで受傷部位を安静にし、心臓より高く上げて腫れが少なくなるようにします。

　この一連の応急処置は行為の頭文字をとってRICE療法といわれます。Rはrestで安静、Iはicingで冷却、Cはcompressionで圧迫、Eはelevationで挙上です。指導者や保護者にはこのままで理解できるかと思いますが、小・中学生では少し難しいかもしれません。

◆小・中学生は「あ、れ、やっ、た？」

　「運動器の10年」日本委員会が監修した『マンガ 大人も知らないからだの本』では、運動器の仕組みについて小・中学生に理解しやすいようにマンガで説明しています。そのなかでこのRICE療法を日本語に変えて、ケガをしたときは「あ、れ、やっ、た？」を忘れないようにと説明しています。

　「あ」は圧迫、

　「れ」は冷却、

　「や」は休む、

　「た」は高く上げる、

　です。受傷直後できるだけ早く行なうことが大切ですから、プレーヤー自らが理解しておく必要があります。ケガをしたときは「あ、れ、やっ、た？」です（図5-1）。

図5-1 RICE療法（あ、れ、やっ、た?）

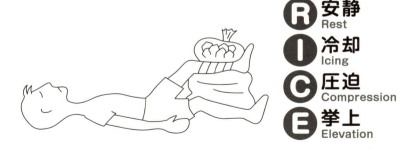

◆ 受傷日は、マッサージ、お風呂は避ける

受傷した日は出血を助長しないために、患部のマッサージや湯船で温めるのは避けてください。シャワーで汚れを洗い流して、4℃くらいの氷水で冷やしてください。コンビニ等で売っている氷やアイスパックは温度が低すぎて凍傷を起こす危険がありますので注意が必要です。

冷湿布を貼っても深部の温度はまったく下がらず、表面温度でも1度も下がりません。

コールドスプレーも、冷やすことで痛みを一瞬だけ和らげることが目的なのでアイシングには不向きで、使い過ぎると凍傷の危険があります。

コラム
湿布の使い方に注意

「温湿布と冷湿布とどちらがよい?」

湿布は、打撲、捻挫、肩凝り、筋肉痛に使います。使ったときの感じから冷感タイプ（冷湿布）と温感タイプ（温湿布）に分かれます。

冷湿布には冷たさを感じるメントール、温湿布には温かさを感じるトウガラシエキスなどが配合されていますが、実際には皮膚の感覚に違いがあるだけで、深部の筋肉の温度に変化をもたらすほどの効果はありません。ですから、アイシングを目的とする場合は氷やアイスパックを使います。特に温湿布に含まれるトウガラシエキスは毛細血管を拡張させる効果があり、急性期の捻挫にはかえって腫れを増強させることがあるので使ってはいけません。

「温湿布と冷湿布とどちらがよいのですか?」と、外来でよく質問を受けますが、慢性期には温め、急性期は冷やすというのが基本です。筋肉痛くらいなら湿布を貼るのはかまいませんが、筋肉痛なのか関節痛なのかわからないようなときには使う前に専門医に相談してください。

❷ かかりつけのクリニックや病院の選び方

　理想の医療施設とか医師像とは、どういう条件を備えていればよいのでしょうか。週刊誌などが全国の病院ランキングや名医リストなどを出していますが、基準があいまいで信頼性に欠けます。

　美味しい料理なら食べ比べる楽しみもあるでしょうが、医療は競い合うものではないので、ランキングを付ける意味がありません。救急搬送されるときは選択の余地はありませんが、慢性障害の治療や急がない外傷の治療では選ぶことができます。地理的条件などの制約はありますが、患者さんは自分に合った理念や治療方針を持つ先生を探すことが大切です。患者も医師も人間ですからお互いに合う、合わないということはあります。最終的には個人の価値観で決めることになります。

　手術件数も指標にはなりますが、比較的少ない症例数でも優れた医療を提供している施設もあります。手術の種類によりますが、一つの手術方法で300例以上の執刀経験があれば治療成績は安定しているはずです。逆に、数多く手術をしている施設では、術後は後方支援施設に移動することが多く、どうしても術後のフォローが手薄になりがちです。

　私がこれまでにご指導を受けた先生たちの医師像や診療姿勢を紹介したいと思います。スポーツ障害の治療で医療施設や、かかりつけ医師を選ぶ一助となれば幸いです。

消炎鎮痛タイプで経皮吸収タイプの湿布
　近年は、インドメタシンやケトプロフェンなどの薬剤が含まれている消炎鎮痛タイプが普及しています。冷湿布、温湿布に対して「治す湿布」とか「第二世代の湿布」とでも呼ぶべきでしょうか。経皮吸収タイプの湿布は8時間も貼れば薬効成分はほとんど皮膚に移行するので、汗をかきやすい日中の活動時間を避けて、夜間の就寝中に使用することが勧められています。また、経皮吸収タイプは日光過敏症を併発することもあるので、日光の直接当たる部位への使用を避けるようにしましょう。特に紫外線の強くなる5月、6月は注意が必要です。

経皮吸収タイプの塗り薬
　軟膏、ゲル、ローションなどの経皮吸収タイプの塗り薬もあります。指など、湿布の使いにくい部位に用いたり、湿布にかぶれやすい人に勧められます。

パップ剤とテープ剤
　パップ剤とテープ剤は、基剤に水を含むかどうかの違いです。いずれも皮膚に傷がある場合は使えません。水分が含まれているパップ剤は、冷蔵庫で冷やしてから貼ったり、コタツで少し温めてから貼れば、温湿布として使うこともできます。かさばらない、臭わないということでテープ剤も普及しています。特に伸縮性のよさから、膝や肘などの曲げ伸ばしの多い所に好んで用いられるようです。ただはがれにくいということは皮膚への影響もあるということで、かぶれやすいのが欠点です。

①問診で話をよく聞く
　診療で最も大切なのは問診で、ベテラン医師はこの時点で80％は診断しています。忙しい医師ではアシスタント医や看護士が話を聞くことがありますが、重要なポイントは必ず直接に確認します。患者さんが何に困っているかを的確に聞き出します。

②実際に身体を見て、触って診察する
　問診の次に大切なのが患部を見て、触り、動かす検査です。これで90％の診断はつきます。どこをどれだけ診るかは障害の種類や重症度によって変わりますが、触診のない診察などあり得ません。

③適切な画像検査を選択する
　骨の外傷や障害、疾患を診るときは単純レントゲン撮影が基本となりますが、同じ膝でも両側か、3方向か2方向か、特殊撮影を入れるか、というように障害に見合った撮影方法が求められます。
　診断は画像検査で確定することが多いのですが、稀にスポーツ障害と思っていたら、骨腫瘍や他の疾患の合併が判明するといった大逆転があるので、その万が一を考えて撮影方法を考えます。
　被曝の心配がないということで、磁気を使ったMRI検査を希望する保護者が多くなりましたが、障害によってはCTやエコーのほうが詳しい情報が得られます。「MRIは万能の検査」と誤解している方もおられます。1枚のレントゲン写真から多くの情報を読み取る工夫や努力をすべきだと思います。

④診察結果の説明をする
　診断名を知るだけでなく、「障害（故障）なのか、外傷（ケガ）なのか」「発症の原因はどこにあるのか」、そして「問題の部位はどうなっているのか」を説明してくれます。初診時に判断がつかないときは「わからない」とはっきり伝え、経過観察やさらに検査を続けてくれます。
　保護者の方は「成長痛」とか「野球肘、肩」「腰痛症」などの漠然とした病名だけでなく、具体的な部位と病態を聞いてください。例えば同じ肘の内側痛でも「肘の内側の骨端の骨化障害」と「肘の内側の裂離骨折」とでは対応が異なることがあります。時には、模型やパンフレットを見せながら説明してくれます。患者さんや保護者が病態を理解できたら、半分治ったようなものです。

⑤治療方針を具体的かつ明確に説明する

どのような治療をするのか。手術をするならいつ、どのような処置が必要か。保存療法ならどれくらいの期間が予想されるか、を説明してくれます。特に高校生は活動期間が限られているので、手術のタイミングと内容は重要です。医学的適応だけでなく、将来のこと、現在の立場などを検討し総合的に判断して伝えてくれます。

⑥競技復帰まで術後経過を見る

自動車などのアフターケアーと同じく術後経過は重要で、競技復帰までフォローアップが必要です。手術、メディカル・リハビリ、競技復帰に向けた専門的リハビリと続きます。手術が上手くできたことに安心せず、術後の後療法やフォローアップにも熱心であることが大切です。

⑦障害発生の背景、生活習慣の確認をする

骨折や靭帯損傷などの外傷の治療はともかく、疲労骨折や慢性の腰痛などでは就寝時間、睡眠時間、食事内容などの生活習慣と大きく関わってきます。生活習慣の改善をせずに、投薬や注射をしても治療効果はあがりません。

機械を修繕するのではなく人を治療するわけですから、患者さんがどういった生活をしているのかを知る必要があります。時にはその人の人生観やスポーツ観にまで立ち入る必要があります。

カーレースでは、メカニックの調整でもドライバーに応じてアクセルやステアリングの固さを調節します。スポーツ障害では、個体差を無視して治療はできません。

⑧次回の診察までの期間を調整する

長過ぎるのも短過ぎるのも問題があります。保存治療の効果が出ているのか、本人も保護者も待ち遠しいはずですから、次の診察が2か月先というのは長過ぎます。特に学童期は親子外来の形で、1か月に1回は診察して顔を合わせてその間の出来事を聞き、修復経過を説明する必要があります。

「毎日電気治療に来なさい」など短過ぎるのも疑問です。術後の創傷処置や感染症の治療であれば頻回に診る必要がありますが、慢性障害の治療では必要ないように思います。運動療法でも週に数日だけ通院し、あとは自宅でホームエクササイズをすれば十分です。

⑨スポーツ現場に顔を出す

　医師は自分が担当した選手などの患者は気になるもので、実際に動けているかを見たくて、大会に出向いて行くことがあります。行けなくても必ず新聞などで結果を確かめています。そんな先生には何でも相談できます。

　その他に参考にすることとして、「医療施設の職員や家族が受診している」「外部の医療従事者（医師、看護婦など）が受診して来る」などの関係者のみが知る情報があります。プロスポーツ選手や有名人が通院しているというのも信頼度が高いのですが、なかには有名選手と無名の選手で対応が異なることがあるといった問題もあるようです。

　医師はそれぞれに得意分野があり、すべての分野に精通しているスーパーマンはいません。病院や学会の公式ホームページで、その医師の得意とする分野、専門分野を知ったうえで相談するのが賢明です。

　自分に都合の良いことを言ってくれる医師が、必ずしもよい医療を施してくれるとは限りません。医師は目先の都合だけでなく、1年先、10年先のことまで考えて治療方針を立てるので、時には耳の痛い、納得しかねるようなことを言わなければいけないこともあります。休まなければいけないときは、「NO」とはっきり言ってくれるほうが親切です。

コラム

魔法のテーピングはない！

　1週間後の野球大会で肘の痛みを抑えて投げられるテーピング法はないかと親から相談を受けたことがあります。本来テーピングはスポーツ活動中のケガの予防や再発予防を目的に行なわれるものです。ところが、テーピングで関節の動きを制限することによって、痛みを和らげることができるためにケガの応急処置としても使われるようになりました。

　実際に上手な人がテーピングを巻くと、ある程度は痛みなく動くことができます。テーピングをするとケガをしていても運動できると勘違いする人が出てきました。そして捻挫や肉離れの急性期に対してテーピングをして試合に出させて、損傷を悪化させた例が多く報告されるようになりました。わが国にテーピング理論を伝えた鹿倉二郎氏は「テーピングにはケガを瞬時に治す効果があるわけではない」と明言し、さらに「テーピングは万能ではないことを認識すべきである」とテーピングの濫用を戒めています。

　先のような少年野球投手にテーピングをしてまで試合に参加させる必要はありません。無理を押して投げさせると内上顆の障害を悪化させてしまいます。痛みが消えるまで投球を休み、ストレッチで肩の後下方の拘縮を除いてやることが最良の治療ではないでしょうか。

第6章

学校や家庭でできるボディチェック

梅村　悟

1 実態調査からみた現代っ子の実情

　成長期の運動器障害を予防するためには、子どもの身体を日頃からチェックすることが大切です。

　現代の子どもの身体能力や運動習慣は「二極化」が進んでいます。一つの種目の運動を毎日過剰に行なう子どもと、まったく運動をせず、走れなかったり縄跳びができなかったりという運動不足の子どもに分かれています。

　現代っ子の運動器障害は、運動のやりすぎによるスポーツ障害と、運動不足による機能障害（姿勢が悪い・立っていられない・すぐに転んで骨折するなど）に分かれています（**図6-1**）。

図6-1　「二極化」が及ぼす子どもの機能障害

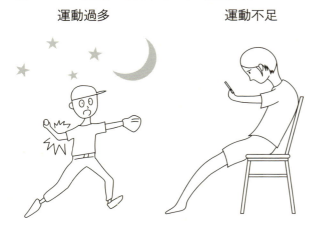
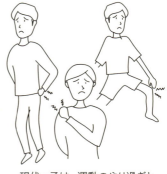

現代っ子は、運動のやり過ぎと、運動不足の二極化の傾向にあることが問題となっています。

　しかし、運動を活発にしている子どもと、運動不足の子どもに共通した問題もあります。「姿勢が悪い」「身体が硬い」といった問題は、現代っ子の多くに当てはまります。

2 子どもの身体評価——どこを見るか

　下肢や体幹などの機能低下があると姿勢や歩容が崩れ、運動器障害が起こります。きちんと「立つ」「歩く」ことができないにもかかわらずスポーツを行なうため、障害が発生しやすくなっています。

　運動器障害の評価には「アライメント」という用語があります。ふさわしい日

本語訳が見当たりませんが、3次元での骨と骨の並び方や位置関係のことです。運動器障害の多くは、アライメントが悪くなることにより局所への負荷が増大して生じます。

アライメントは、立位や座位などの静的アライメントと、歩行や運動中などの動的アライメントに分けられます。静的・動的なアライメントが崩れることにより局所に機械的な負荷が集中し、障害が生じます。学童期における身体教育の目標は、正しい静的アライメントと動的アライメントを獲得することです。

歩行のスタートポジションは静的な立位です。まずは、静的アライメントとして、正しい立位姿勢をとることが重要です。理想的な立位姿勢は、頭から足までの指標が重心線に沿って一直線となります（**図6-2**）。近年、スマートフォンやゲームなどの影響で胸椎の後弯が強い子どもが増加しています。

図6-2　理想的な立位姿勢

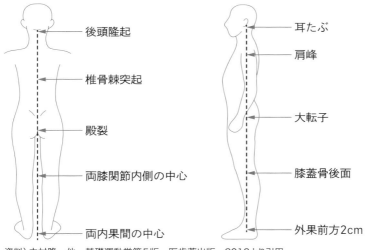

資料）中村隆一他　基礎運動学第5版　医歯薬出版　2012より引用

また、歩行や運動の不足による扁平足の子どもも増えています。ヒトが「立つ」「歩く」際に唯一地面と接触するのは足底です。足部の変形により全身のアライメントが崩れ、足関節周囲のみならず、膝・股関節や腰部、上肢の障害につながることもあります。野球で肩や肘を傷める選手の足部をみると開帳足や扁平足であることが多く、足部のアライメント異常が全身の機能低下につながることも多いのです（**図6-3**）。

動的な機能評価としては、腕立て伏せ・懸垂・逆立ち・しゃがみ込みなどがあります（**図6-4**）。高学年ではこれらの基本的な動作が行なえることが重要となります。

図6-3　偏平足と姿勢

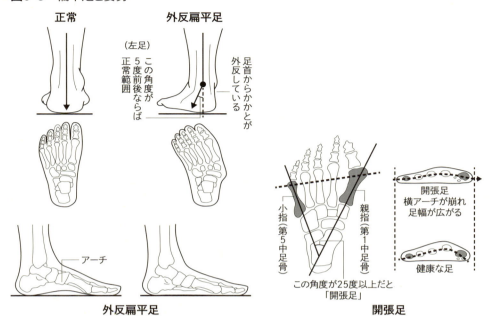

偏平足など足のアライメント異常が全身の機能低下に影響することもあります。

図6-4　腕立て伏せ・懸垂・逆立ち・しゃがみ込み

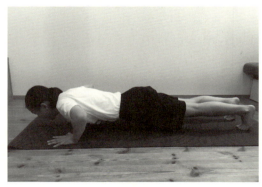

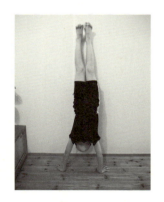

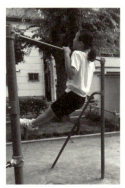

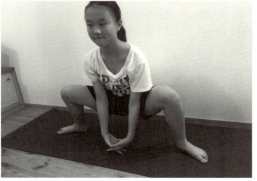

3 運動機能評価——どのように見るか

　運動機能に対する評価は、検査の信頼性や普遍性が求められるため、単関節の筋力や可動域の測定が一般的に実施されています。特に医療機関ではそのような傾向にあります。しかし、ヒトの動き、特にスポーツ動作は全身の連動した複合運動です。単関節の評価だけではなく、競技動作に即した、複合関節運動を用いた多関節の複合運動の評価が必要です。

　例として、私たちが行なっている投球の評価を示します。投球障害の評価を、投球動作を基とした「投球動作評価」、複合関節機能を中心とした「動的評価」、機能低下につながる要因を抽出する「静的評価」の3段階に分類しています。学童期は筋力面の発達が未熟なため、柔軟性を中心とした評価を実施する必要があります（図6-5）。

6-5-1　投球動作の相分け

TOP（Turning of Plane）、MER（Maximum Shoulder External Rotation）

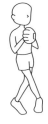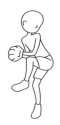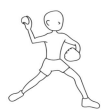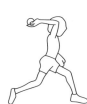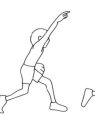

　　　　　　　　　　TAKE BACK　　　TOP　　　　　　　MER

TAKE BACK：肩初期外転〜TOPまで
TOP：内外旋が切り替わるポイント
MER：肩最大外旋位

投球動作の中で、MER時に肩肘の傷害が多く発生します。TAKE BACKの動きが悪いとMERに影響が及ぶため、この2つの動作を評価します。

6-5-2　投球の評価例

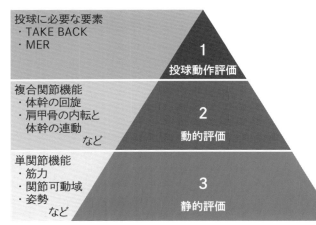

投球障害の評価を「投球動作評価」「動的評価」「静的評価」の3段階に分類。
投球動作の改善が最も重要なため、「投球動作評価」を基として考えています。「動的評価」で複合関節機能の動きの評価を行ない、単関節機能を中心とした「静的評価」で機能低下につながる要因を抽出します。抽出された問題点にアプローチを行ない、介入前後で「投球動作評価」を指標とし、自主トレーニング指導を行ないます。

6-5-3 評価〜治療の流れ

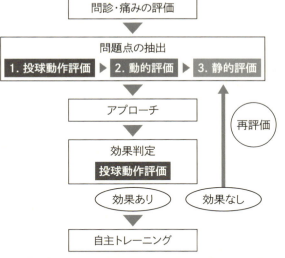

資料）
梅村悟ほか：成長期のスポーツ種目別外傷・障害とリハビリテーション医療・医学 野球.
Monthly Book Medical Rehabilitation No.288, 77-87, 2018

☐は学童期から評価する項目　　■は中学生以降必要に応じ、追加する項目

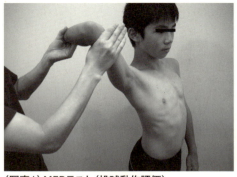

〈写真1〉MERテスト（投球動作評価）
MER位で胸郭開大・肩甲骨後傾・胸椎伸展・肩外旋の複合的な動きを評価する。

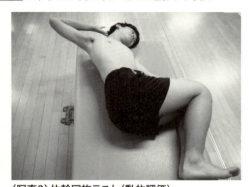

〈写真2〉体幹回旋テスト（動的評価）
脇関節を90度に屈曲し、体幹を回旋する。肩甲骨がベッドに着けば可とする。

第6章
学校や家庭でできるボディチェック

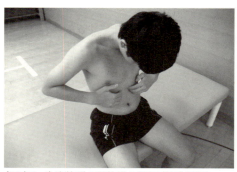

〈写真3-1〉腹筋群の柔軟性の評価（静的評価）
肋骨弓（お腹と肋骨の下部の間）の下部に指を入れ、腹筋の硬さををチェックする。

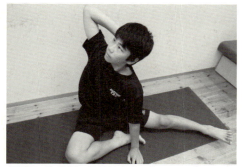

〈写真3-2〉胸郭の柔軟性向上のためのアプローチ例
右の腹部・肋間・前胸部のストレッチ

　トップレベルの選手は柔軟性が優れていることが多く、パフォーマンスの向上や障害予防にも柔軟性の高さは重要です。しかし、関節の「緩さ」が問題となることもあります。

　柔軟性（柔らかさ）と弛緩性（緩さ）は、分けて考える必要があります。弛緩性があると関節が安定しないため、軟骨や半月板などが傷つくことがあります。**図6-6**の7項目の評価を実施し、4項目以上該当する場合は関節弛緩性ありと判断します。関節弛緩性により問題があれば、関節を安定させる筋力の強化や、神経－筋機能を高める運動療法を行ないます。

図6-6　開節弛緩性テスト（東大式）

①手関節：母指が前腕につけば陽性
②膝関節：膝が10度以上過伸展すれば陽性
③脊柱：前屈時に手のひら全体が床につけば陽性
④肘関節：肘が15度以上過伸展すれば陽性
⑤肩関節：背部で指が握れるのであれば陽性
⑥足関節：足関節が45度以上背屈すれば陽性
⑦股関節：足先が180度以上開けば陽性

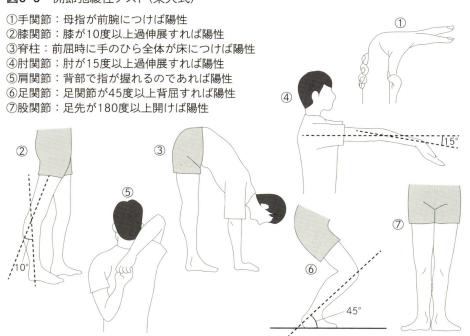

第7章

運動器障害への対応

梅村 悟

1 スポーツをしていても身体機能の低下は予防できない

運動器検診の項目の中に「しゃがみ込み」があります。足幅を肩幅に取りしゃがむものです。途中で踵が浮いたり、後方に尻餅をついてしまった場合は陽性となります。動作が途中で止まる場合は要注意です。

「運動器の10年」日本委員会の資料によると、2012(平成24)年度の調査で陽性が幼稚園児では2.3%、就学時では8.5%、小学5年生で8.2%、中学1年生で4.8%でした。そのうち幼稚園と就学時の調査では陽性でも「踵が浮く」程度で、後方への転倒はありませんでした。小学5年生では転倒が3.5%、中学1年では4.8%が後方に転倒していました。この結果は「小学校6年間のうちにしゃがみ込み動作ができなくなる」ことを示しています。

同様の調査を2014年(平成26年)に徳島県の834名のサッカー少年(7～12歳)に行なっています。結果は、踵が浮くが33.1%、後方に転倒が6.3%でした。サッカー少年のほうが、陽性率が高いという意外な結果でした。スポーツをしているから安心ではないようです。

2 子どもの身体の発達──いつ何が必要か

学童期は身体の発達が著しく、成長段階を考慮した指導が必要となります。成長段階によって発達しやすい能力に違いがあることを理解しておく必要があります(図7-1)。

図7-1　発達しやすい能力は成長段階によって違う

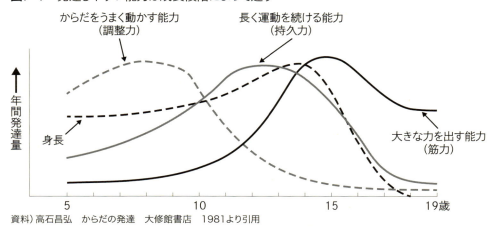

資料)高石昌弘　からだの発達　大修館書店　1981より引用

小学校低学年までは、身体をうまく動かす能力が伸びやすい時期です。この時期は、神経系の発達が盛んとなります。ヒトの動きには基礎となる運動のパターンがあります（**図7-2**）。この時期までに、すべての基礎的な運動パターンが習得されると言われています。脳や身体の神経回路が発達し、強化されることでこれらの運動パターンが身につきます。この時期に大切なことは、できるだけ多くの運動パターンを経験させることです。

図7-2　基本的運動パターン

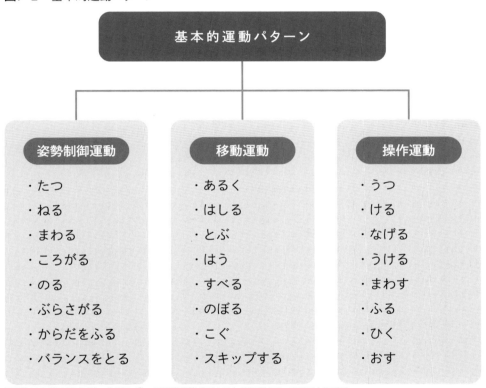

資料）日本体育協会編　公認スポーツ指導者養成テキスト共通科目Ⅰ　2005より引用

　小学校高学年は「ゴールデンエイジ」と呼ばれています。イメージどおりに身体を動かすことができるようになる時期です。さらに、目で見た動きをすぐに身につける「即座の習得」ができる時期でもあります。各種競技の動作を習得するのに最も適した時期と言えます。
　指導方法としては、イメージづくりが大切で、実際の動きを見せて真似をさせると良いでしょう。しかし、これらの「ゴールデンエイジ」の特徴を発揮するためには、それ以前に基礎的な運動パターンをある程度は習得していることが前提となります。

3 柔軟性の改善──ストレッチの実際

　ストレッチは、反動をつけずゆっくりと筋を伸張するスタティック・ストレッチ（Static Stretching、静的ストレッチ）、動的に行なうダイナミック・ストレッチ（Dynamic Stretching、動的ストレッチ）に大別されます。さらに反動を利用して筋を伸張するバリスティック・ストレッチ（Ballistic Stretching）や固有受容器を刺激し神経筋機構の反応を促通するPNFストレッチ（Proprioceptive Neuromuscular Facilitation Stretching）などいろいろな方法があります。

　ストレッチを行なう目的は、①障害の予防、②パフォーマンスの向上、③筋肉痛の軽減、④ウォーミングアップなどがあります。学童期のプレーヤーに対するストレッチの主な目的は障害予防です。

❶ 学童期の子どもには静的ストレッチ

　静的ストレッチは、①筋緊張の低下・筋伸長性の改善、②関節可動域の拡大、③末梢血液循環の改善、④リラクゼーションなどに効果があり、障害予防につながります。また、静的ストレッチは、一人で実施できる手軽で簡単な方法が多く安全性が高いため、学童期のプレーヤーに適したストレッチです。

　静的ストレッチは、施行時間については20〜30秒程度が効果的とされ、障害予防には30秒行なうことが推奨されています。しかし、学童期は集中力が持続できないため、「30秒」と指導しても継続できないこともあります。15秒程度の静的ストレッチでも十分に効果が期待できるという報告もあります。子どもたちには15〜20秒を目安として「ゆっくり10数える」ように指導するとよいでしょう。

　高学年は、日々のコンディショニングとして15秒程度行ない、筋緊張が高い場合は30秒を4〜5セット行なうなど状況に応じた対応が必要です。

　静的ストレッチの強度は、筋伸張時に最終可動域付近に発生する最終域感（end feel）を一つの目安とします。静的ストレッチは持続的に伸長された筋・腱からの信号によって脊髄前角細胞の興奮性を抑制し、伸長された筋の筋緊張を低下させる作用があります（**図7-3**）。最終域感よりさらに強く筋を伸張すると痛みが発生し、防御性収縮を誘発するため、かえって硬くなることもあります。

図7-3　静的ストレッチの神経生理学的な効果

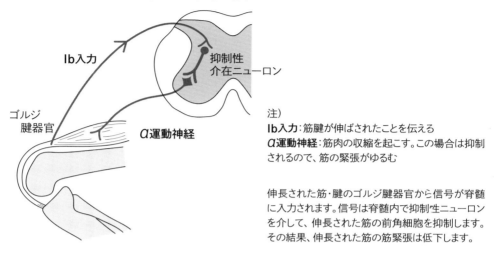

注）
Ib入力：筋腱が伸ばされたことを伝える
α運動神経：筋肉の収縮を起こす。この場合は抑制されるので、筋の緊張がゆるむ

伸長された筋・腱のゴルジ腱器官から信号が脊髄に入力されます。信号は脊髄内で抑制性ニューロンを介して、伸長された筋の前角細胞を抑制します。その結果、伸長された筋の筋緊張は低下します。

　実際の指導では、形だけ真似するのではなく目的の筋が伸張される感覚を伝えることが重要です。「顔をしかめない」程度、「痛くない」程度に対象となる筋を伸ばすとよいでしょう。

　静的ストレッチ直後は一時的な筋力低下が生じます。静的ストレッチによって生じた筋力低下は、おおむね1～2分の安静時間で回復するため、過敏になる必要はありませんが、パフォーマンスに対するマイナス効果があることは考慮する必要があるでしょう。

　一方、動的ストレッチは、施行後のスプリントタイムの短縮や、筋力の増加が報告されています。練習・試合前にウォームアップとして静的ストレッチを施行する際は15秒程度にとどめ、動的ストレッチと組み合わせるなどパフォーマンスの低下に留意するとよいでしょう。また、筋は筋温が上がった状態で緩みやすくなるため、ウォーキングやジョギングが終わった後や、入浴後に静的ストレッチを行なうと効果的です。

　定型的な幾つかのストレッチだけで障害を予防しようとしても効果は得られません。成長段階や競技種目、プレーヤーの特性に合わせたストレッチを行なうことが大切です。

　低学年は、将来にわたり柔軟性が必要な部位への静的ストレッチの習慣づけが重要です。野球選手を例にあげると、優れた選手は「腰割り動作」と「胸郭の開大」の柔軟性が優れています（**図7-4**）。「腰割り動作」は骨盤帯（股関節・仙腸関節・腰椎など）、「胸郭の開大」は体幹（肋間・前胸部・肩周囲など）の柔軟性の指標となります。

図7-4　一流選手の柔軟性

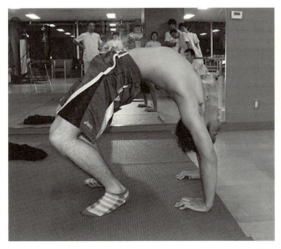
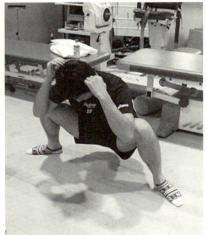

　「腰割り動作」は股関節内転筋の柔軟性が必要であるため、低学年から静的ストレッチを指導します（**図7-5**）。「胸郭の開大」は腹部・前胸部・肩周囲などの筋の柔軟性が必要です。低学年ではブリッジングなどわかりやすい方法がよいでしょう（**図7-6**）。また、この時期は集中力や理解力が乏しいので、指導するストレッチは1つか2つに絞るなどの配慮も必要です。

図7-5　低学年の子に対するアプローチ例
股関節内転筋のストレッチ

図7-6　低学年の子に対するアプローチ例
腹部・前脚部・肩周囲などの柔軟性の向上
を図るストレッチ

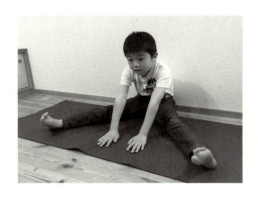
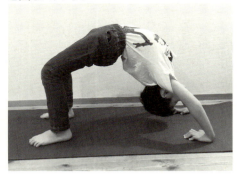

❷ 身長の急伸期である高学年でのストレッチ

　高学年となると第2次成長期を迎え、身長の急伸期（グロース・スパート）が訪れます。身長の急伸期は骨の成長が先行し、筋が引き伸ばされ筋の長さも増加します。その際、筋の組織形成が追いつかず、一時的に張力の高い状態となります。小学校高学年頃に始まる身長の急伸期は、スポーツ活動の有無にかかわらず

身体が硬くなりやすい時期です。

特に下肢は、骨の成長が体幹や上肢と比べ旺盛なため、柔軟性の低下が生じやすくなります。ハムストリングスや大腿直筋、大内転筋など自然長の長い筋の柔軟性が低下しやすくなるので、ストレッチの対象となります。特定の競技に集中して取り組む時期に入ってくるため、競技特性に応じた対応も時には必要となります。また、集中力・理解力に合わせ、少しずつストレッチの内容を追加するとよいでしょう。

身長の急伸期のアライメント不良は、生涯を通じて影響が出ることもあります。この時期特有の股関節周囲や下肢の筋緊張の亢進により、立位アライメントが崩れて障害につながることもあります。股関節と体幹の運動に影響を与える仙腸関節はこの時期から一種の癒合関節に漸次変化するので、骨盤のニュートラルポジションを保つことは重要です。そのため骨盤に付着する下肢筋群の柔軟性を保つことが重要となります（**図7-7**）。

FFD（finger floor distance：指床間距離）、HBD（heel buttock distance：踵殿間距離）、しゃがみ込みを評価指標として各部位のストレッチを行なうとよいでしょう（**図7-8**）。

図7-7 下肢筋群の柔軟性を保つ静的ストレッチ

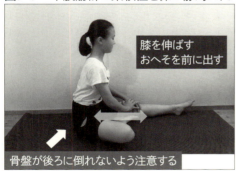

ももの裏（ハムストリングス）①

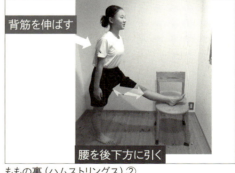

ももの裏（ハムストリングス）②

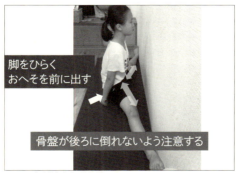

ももの内側（内転筋）①

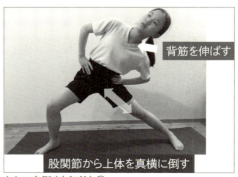

ももの内側（内転筋）②

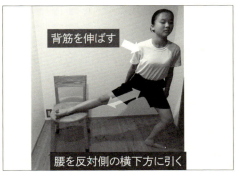
ももの内側（内転筋）③

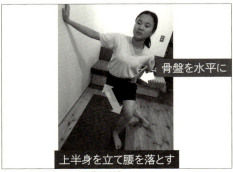
ももの外側（大腿筋膜張筋）

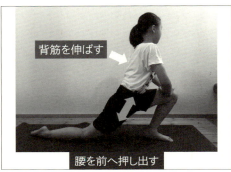
ももの付け根（腸腰筋）①

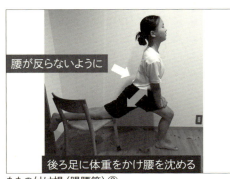
ももの付け根（腸腰筋）②

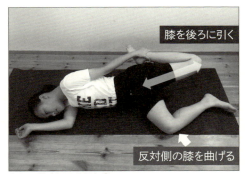
ももの前（大腿直筋）①

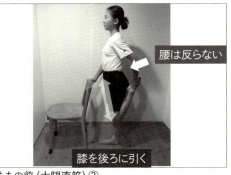
ももの前（大腿直筋）②

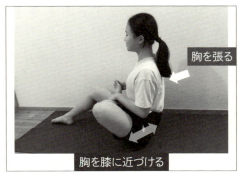
お尻（大殿筋）①

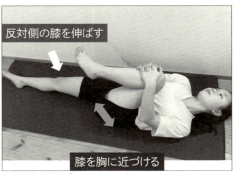
お尻（大殿筋）②

第7章
運動器障害への対応

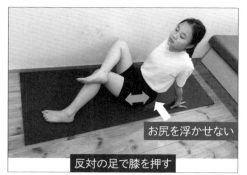
お尻（股外旋筋）①

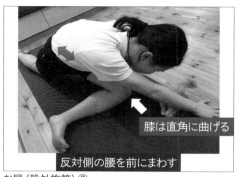
お尻（股外旋筋）②

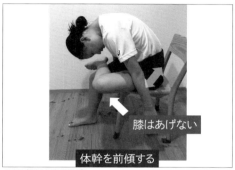
お尻（股外旋筋）③

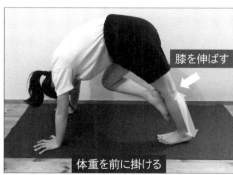
ふくらはぎ（腓腹筋）①

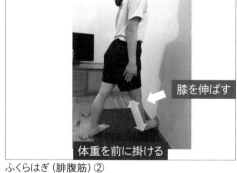
ふくらはぎ（腓腹筋）②

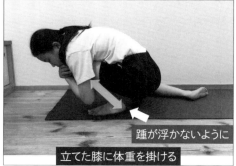
ふくらはぎ（ヒラメ筋）①

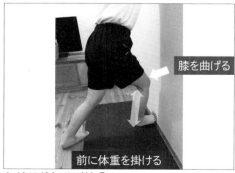
ふくらはぎ（ヒラメ筋）②

図7-8-1　FFD　指先と床の距離を評価　　図7-8-2　HBD　殿部と踵の距離を評価

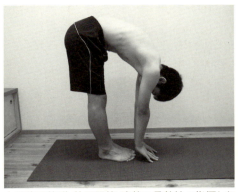 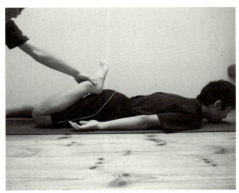

大腿後面筋群・仙腸関節・脊柱の柔軟性の指標となります。

大腿前面の筋の柔軟性の指標となります。

4　固定性の改善――筋トレの取り組み

　筋力トレーニング（筋トレ）というと、ダンベルやバーベルなどを持ち上げて筋肉がムキムキになることをイメージすると思います。子どもの筋トレという言葉には、あまり良いイメージがないように思います。その理由として、「背が伸びなくなる」「身体が硬くなる」「男性ホルモンの分泌が不十分なので筋力は向上しない」などが挙げられるのではないでしょうか。しかし、実際はそのようなデータは存在しないようです。成長段階を考慮した適切な筋トレを行なえば、成長障害や柔軟性の低下は起こらず、筋力は向上します。

　「筋トレ」とは何を意味しているのでしょうか。

　トレーニング（training）は、trainの名詞形で、元々は「引く」ことを意味しています。また、「教育する」「訓練する」などの意味もあります。「筋力トレーニング」は、筋肉への適切な運動刺激によって、身体を良い方向へ引っ張って変えていくという意味になります（**図7-9**）。

図7-9　スポーツトレーニングのイメージ

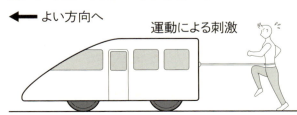

引用）浅見俊雄　スポーツトレーニング　朝倉書店　1985

ヒトの身体の機能は、使う頻度が少ないと発達の度合いが少なくなり、適度に使うとより拡大していきます。現代っ子は、身体を使うことが少ないので、筋力の発達が十分ではないことが多く、筋力が弱い傾向にあるため、運動能力が低下しています。

また、第6章3（79ページ）で解説したように、関節の「緩さ」があると力の伝達が阻害され、十分なパフォーマンスが発揮できなかったり、障害につながったりします。歩行やスポーツなど運動を行なうためには、関節はある程度の固定性が必要なのです。例えば、「ボールを投げるには下半身が重要」と言われていますが、肩甲骨の胸郭への固定性が低下していると支点が定まらず、下半身や体幹からの力がボールに伝わりません。パフォーマンスが出ないだけではなく、肘や肩に過度な負荷かかかり障害につながることもあります（**図7-10**）。

図7-10　投球姿勢：肩甲骨がグラグラしていて肘が痛い

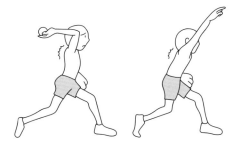

このように子どもにも筋力や固定性は必要ですが、大人と同じような筋トレをするわけにはいきません。子どもの体組織の発育、発達は各部位が同じように進むわけではありません（**図7-11**）。

図7-11　臓器別発育パターン

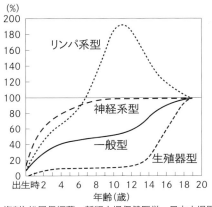

体組織は4つの教育パターンに分けられます。このグラフは20歳（成熟時）の発育を100として各年齢の値をその100分比で示しています。

資料）松尾保編著　新版小児保健医学　日本小児医事出版社より

筋力トレーニングも成長段階に応じて行なうことが大切です。高校生くらいまでは骨や軟骨も成長段階にあり未熟なため、過度な負荷をかけることは避けなければなりません。

　アメリカでは、わが国より早く子どもの運動不足や肥満などの社会問題が深刻化しました。そこでNSCA（National Strength and Conditioning Association）は1980年代半ばに子どもの筋トレについての基本的な考え方を発表しています。現在のNSCAの見解は（**図7-12**）のようになっています。また、子どもの筋トレについて一般的なガイドラインも示しています（**図7-13**）。

図7-12　子どものためのレジスタンストレーニングに期待できる効果

- 筋力と筋パワーの向上
- 局所的な筋持久力の向上
- 骨密度の改善
- 血中脂質プロフィールの改善
- 身体組成の改善
- 運動技能の向上
- 運動能力の促進
- スポーツ傷害に対する抵抗力の向上
- ボディイメージと自信の向上
- 生涯の身体活動に対する積極的な態度の育成

図7-13　子どものためのレジスタンストレーニングのガイドライン

- 有資格者による指導と管理・監督を行なう
- 安全で危険の伴わない運動環境を確実に整える
- レジスタンストレーニングの効果と問題点を教育する
- 各セッションは、5〜10分のウォームアップから開始する
- 多様なエクササイズを、低強度、10〜15レップ、1セットから開始する
- ニーズと目標に合わせて、6〜15レップで2〜3セットまで漸進させる
- 筋力の向上に伴い、負荷を徐々に増加させる
- 重量よりも、適切なエクササイズテクニックを重視する
- レジスタンストレーニングは、週2〜3回、1日以上の間を空けて実施する
- 進歩を確認するために、各自のトレーニング日誌をつける
- トレーニングプログラムに体系的な変化をもたせ、常に新鮮で挑戦しがいのあるプログラムを作成する

資料）NSCA JAPAN　Vol.13　Number8　より引用

　小学生は基本的な動きができるような基礎づくり、中学生は正しいフォームやテクニックの習得、高校生以上から徐々に大人のプログラムへ移行していくという考えが基本となります。小学校高学年までには長時間の立位や歩行に必要な筋力や、腕立て・懸垂・股割りなどができる程度の筋力は獲得しておきたいものです（78ページ図6-4参照）。

5 動きづくりの取り組み

上手になるコツ：外遊びが大切。親子で寄り道散歩、送迎にも一考を

　たくさんの子どもたちを見ているベテランの体操教室の先生に聞いたところ、親と自然に手をつなぐのは小学校3年生くらいまでのようです。小学校の中頃までは親と一緒に歩くのが自然ということなのでしょう（**図7-14**）。

図7-14　子どもが大好きなぶら下がり

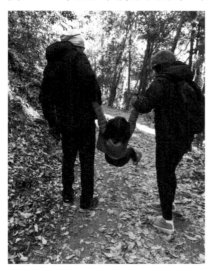

　しかし、最近では手をつないで歩いている姿を見かけることは少なくなりました。代わりに幼稚園の送迎や買い物などの際、電動自転車を使っている姿を見かけることが多くなりました。

　前述したように、小学校低学年までは神経系が最も発達する時期です。この時期の子どもは、ジャンプしたり細い縁石でバランスをとったりと、まっすぐには歩きません。子どものペースで自由に、寄り道しながら歩くだけでも自然と神経系の発達につながります（**図7-15**）。親子のスキンシップとなることはもちろんのこと、神経系の発達のためにも子どもと歩く時間をつくることは大切なことではないでしょうか。

図7-15　街もワクワクする遊び場

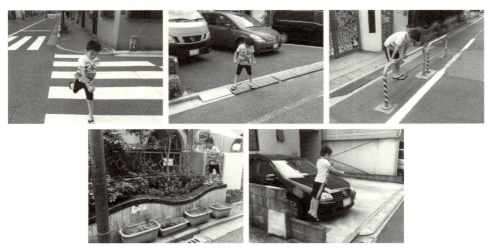

　動きづくりの基となるのは神経系に加え、動きの力源となる筋力です。成長期の筋はどのような特徴があるのでしょうか。

　運動に関わる骨格筋の繊維には、大きく分けて速筋と遅筋の2種類があります。速筋は収縮のスピードが速く瞬発的に大きな力が出せますが、持続力は乏しくすぐに疲労します。遅筋は収縮のスピードが遅く瞬発的な力は出せませんが、疲れにくく長時間力を発揮できます。

　身体の多くの筋は速筋と遅筋の割合が50：50ですが、姿勢を保持する筋肉は遅筋線維が多いという特徴があります。ヒラメ筋がその代表格で約80％が遅筋です（図7-16）。速筋は第2次成長期後に発達しやすく、学童期は遅筋の発達を促すのがよいと考えられます。遅筋は歩行などのゆっくりとした持続的な運動や姿勢保持に働きます。低学年の子どもは遅筋が主として働くので、公園などで長時間遊んでも疲れないのです。

図7-16　ヒラメ筋は遅筋線維が多い

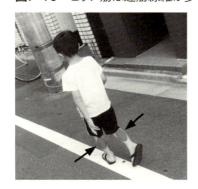

動きづくりでもう一つ重要なのは柔軟性です。メジャーリーガーの大谷選手をはじめ優れたスポーツ選手は柔軟性が高いことは知られています。小学校高学年くらいに身長が急に伸びるグローススパートの時期があります。この時期は骨の成長が先行し、筋の組織形成が追いつかないため身体が硬くなる傾向があります。この時期は本章3（86ページ）で述べたストレッチングを行なうことが重要です。

しかしそれ以前に、すでに身体の硬い子どもが増えているようです。ヒトの身体は大人子どもにかかわらず、使わなければ硬くなるという特徴があります。いっぽうハイキングや外遊びなどで、良い身体の使い方をすると柔軟性は向上します（図7-17）。

図7-17　体を動かす前、動かした後では…

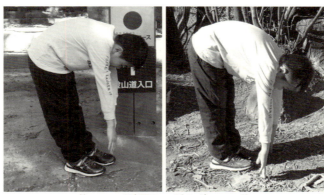

前　　1時間のハイキング　　後

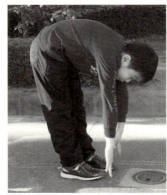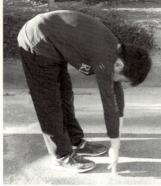

前　　30分の外遊び　　後

低学年まではストレッチのみにとらわれず、本人が楽しいと思う運動を目一杯やらせてあげることが重要です。

学童期の動きづくりに必要な神経系・筋力・柔軟性の発達のために、歩くことと外遊びの重要性を改めて考えてみてはいかがでしょうか。

6 ウォームアップとクーリングダウン

❶ ウォームアップ（準備運動）

　ウォームアップは、運動を行なうための身体と心の準備として行ない、障害の予防や、パフォーマンスの向上を目的としています。その言葉どおり、身体を温めること（warm：温める）、血流や心拍数を上げること（up：上げる）が大切です。

　まずはウォーキングやジョギングで身体を温めます。特に気温が低い時期は軽く汗ばむ程度まで入念に行ないます。まっすぐに走るだけではなく、横向き、後ろ向き、ジャンプなど競技種目に応じてさまざまな動きを組み合わせて行ないます。

　次に、必要に応じて静的ストレッチを行ないます。静的ストレッチは、方法によっては筋力の低下が起こる可能性があるため、競技開始直前には行なわないほうがよいでしょう。

　その後、ダイナミックな動きでしっかりと筋肉を伸ばすことができる動的ストレッチ（ダイナミック・ストレッチ）の基本種目を行ないます（**図7-18**）。

図7-18　ダイナミック・ストレッチの基本項目の例
リラックスしてリズミカルに大きな動きで、各種目5回から10回程度行なう。

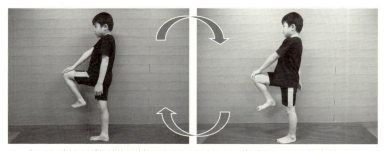

ニータッチ：高く上げた膝を反対の手でタッチする。上げた側のお尻の筋肉がストレッチされます。

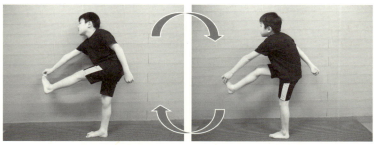

トゥータッチ：高く上げたつま先を反対の側でタッチする。上げた側のお尻の筋肉や腿の裏の筋肉がストレッチされます。

第7章
運動器障害への対応

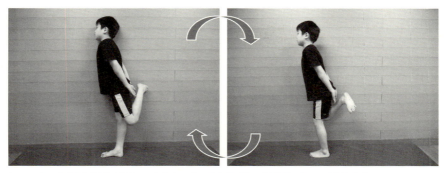

ヒールタッチ：膝を曲げて後ろで、かかとにタッチする。腿の前側がストレッチされます。

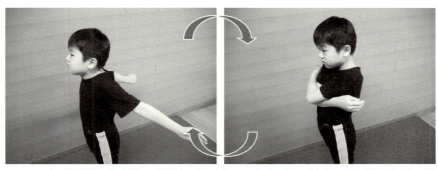

アームスイング（前後）：胸を張りながら腕を大きく横に振り、その後、背中を丸めながら大きく前に振る。胸の筋肉や背中の筋肉がストレッチされます。

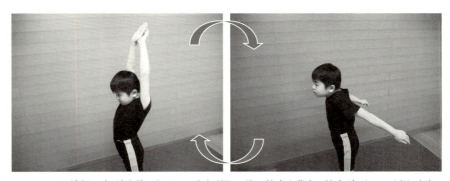

アームスイング（上下）：腕を前から上下に大きく振る。胸の筋肉や背中の筋肉がストレッチされます。

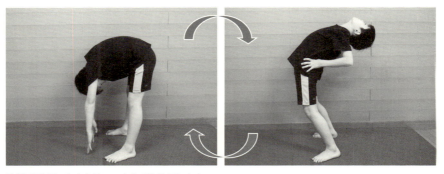

体幹前後屈：全身を使って大きく前後屈します。

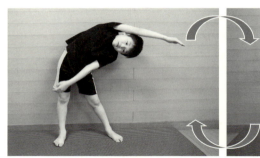
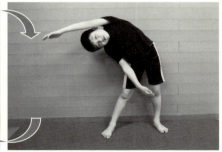

体幹側屈：全身を使って大きく身体を左右に倒します。

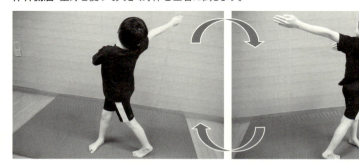

体幹回旋：全身を使って大きく体幹を左右にひねります。

　それに続いて、競技動作に応じた動的ストレッチを行ないます。競技動作そのものを大きな可動範囲を使って行なう方法までつなげていきます。身体の硬い子どもや、故障を持っている子どもは特にストレッチを入念に行なう必要があります。

　小学校低学年では、ストレッチの基本的な種目を集団で行なうことで基礎を身につけます。高学年になるに従い、個人が自分に合ったストレッチの方法で行なうことができるように習得することが大切です。ウォームアップは、身体の準備だけでなく、心の準備を行ない競技に向かうためのものです。

❷ クーリングダウン（整理運動）

　スポーツ後は少しでも早く疲労を回復し、障害を予防することが大切です。運動終了後、筋肉の中にたまった疲労物質を排出し、筋の緊張を落とします。

　まずはスポーツで高まった心拍数をウォーキングや軽いジョギングでゆっくりと落とします。

　次に、静的ストレッチを十分に行ない、筋緊張を緩めます。本章3で詳しく説明しましたが、スポーツ後の静的ストレッチを十分に行なっていないと筋肉の柔軟性が低下し、関節の動きが制限されて障害につながります。野球などの投球動作を行なうスポーツでは肩の後方や背中の筋を、サッカーなどの下肢を多く使う

スポーツでは大腿後面や殿部の筋の静的ストレッチを多く行なうなど、競技特性や個人特性に応じた対応が必要です。

子どものクーリングダウンは、マッサージやアイシングよりもストレッチを十分に行なうことが重要です。

7 休養と食事、生活環境について

健康づくりの三要素──「運動」「栄養」「休養」

成長期の運動器障害への対応は、「運動」のみに目を向けていたのでは充分ではありません。「運動」に「栄養」「休養」を合わせた3つの要素に目を向けることが大切です（図7-19）。

図7-19 健康づくりの三要素

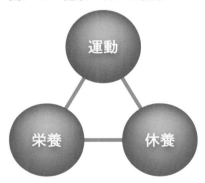

運動器障害を持つ子どもに対しストレッチなどの対応をしても、なかなか改善しなかったり、あと少しのところで改善が止まってしまうことがあります。そのようなときに子どもの生活状況を確認すると、「偏食で食が細い」「夜寝るのが遅い」などという声をよく聞きます。

スポーツ科学でも「栄養」や「休養」の重要性が強調されており、アスリートに対し科学的な取り組みがなされています。身体づくりにとって効率的な食事の取り方について、スポーツ栄養学も示されています。成長期の運動器障害を持つ子どもに対しても、組織の修復に必要な栄養をとることは重要です。具体的な食事内容は専門書にお任せしますが、毎日の食事のなかで五大栄養素をバランスよく摂ることが基本となります（図7-20）。小中学校の給食は年間190日前後で、1年の約半分程度の日数ということを考えると、やはり家庭でのバランスのとれた食事が大切になります。

図7-20　5大栄養素

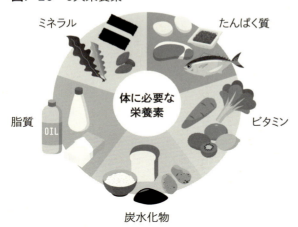

　早寝早起きの重要性は昔から言われていますが、年々子どもの睡眠時間は減っているようです（**図7-21**）。夜間の睡眠中には成長ホルモンが分泌されます。成長ホルモンは骨や筋の成長に作用し、傷ついた組織の修復にも働きます。「寝る子は育つ」ということわざは、近年科学的に根拠のあることとして検証されてきています。

図7-21　小中高校生の睡眠時間の変化

年	小3・4	10歳以上の小学生 （小5・6）	中学	高校
2006		8時間24分	7時間14分	6時間31分
2004	8時間50分	8時間46分	7時間25分	6時間33分
2000		8時間43分	7時間51分	6時間54分
1996	9時間2分	8時間51分		
1981	9時間21分	8時間56分		
1965		9時間22分	8時間37分	7時間50分

資料）神山潤　脳と発達　2008.40号より引用

　また、ヒトの睡眠はレム睡眠とノンレム睡眠を繰り返します。筋緊張はレム睡眠中に消失し、ノンレム睡眠中に減弱します。筋肉の緊張はこの2つの働きを繰り返すことにより緩みます。ストレッチを行なっているにもかかわらず身体の硬さが改善しない子どもは、実は睡眠が足りていなかったということもあります。
　陸上100m走の日本記録をもつサニブラウン選手は、1日10時間睡眠を取ることもあるそうです。成長期の子どもも充分な睡眠時間を確保しなければなりません。

第8章

全人的教育としてのスポーツ

柏口 新二

プロ選手やオリンピック代表選手は、全体の２〜３パーセントです。子どもたちはこの数パーセントの選手に憧れ、夢や目標として頑張ります。また友達とスポーツを通して仲良くすごせるから部活やスポーツ少年団に入る子もいます。すべての子どもがトップアスリートを目指す必要はなく、いろいろなスポーツへの取り組み方があって良いと思います。

　スポーツ医学に関係する者は、医師、トレーナーや理学療法士というさまざまな形で、「青少年が夢や目標に向かって進んで行く過程」のお手伝いをしています。この章ではその過程を有意義な実りあるものにするための提案を述べます。

1 プレーヤーからトップアスリートまで

　まずは年齢による違いを考えてみましょう。

　器械体操のような神経系が大きく関与する競技は、早い年齢から本格的に取り組む必要があります。ただし骨格は未熟で傷つきやすいことは、忘れてはなりません。例えば腰椎の分離症に続発したすべり症や手首の骨端線障害は選手生命だけでなく、日常生活にも関わる重大事です。経験のある専門医に半年に１回の定期診断を受け、早期発見に務めることを勧めます。

　それ以外の競技でも小さい頃から始めることが多いのですが、かなり無理があります。

　幼稚園児や小学１、２年生の子どもが野球のユニフォームを着ているのは微笑ましいものですが、上級生のお兄ちゃんたちと同じ練習内容では無理があります。この年代は集中力が続かないので１時間が限界です。退屈して外野でしゃがんで草むしりや土遊びをし始めます。

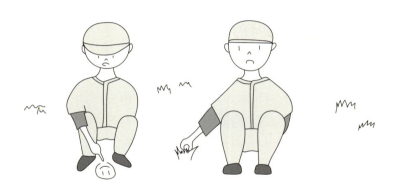

これは怠けているのではなく、この年代の特徴です。ここで叱るのではなく、退屈しないような練習内容を考える必要があります。ボールに親しむことが最優先で、遊びで十分です。サッカーやバスケット、バレーボールでも同じことが言えます。

　学童期でも5、6年生になると様相が違ってきます。

　上手にできる子とそうでない子がはっきりとしてきます。走るのが速い子と遅い子がでてきます。ある意味での競争や選別が始まってくる頃です。しかしこの差は才能による違いではなく、成長や環境の影響によるものです。成長が早いか遅いか、兄弟がいる子は兄や姉の真似をして早くできるようになっただけです。

　本当の才能の違いは、高校生以降にハッキリしてきます。ここで子どもに劣等感を抱かせてスポーツ嫌いにさせないようにしていただきたいと思います。下手でも試合に出るチャンスを与える、いろいろなポジションを経験させることが大切です。

　「小中学生は"選ばれし者（選手）"ではなく"プレーヤー"なんだ」と言われていますが、まさにその通りだと思います。

　14、15歳以上の中高校生になると、自主的に考えてプレーすることや身体の回復状態を知ることが大切になります。"指示待ち"ではなく、自ら考えてプレーし、練習することです。こういった取り組みをすれば、最初は試合で負けることが多いでしょう。指導者もイライラするでしょうが、教えすぎないで待ってあげてください。

　指示を出して選手を将棋の駒のように動かしたほうが、勝つことが多く、監督としては精神的に楽です。選手も勝っているので「自分たちは強い、特別だ」などと勘違いしてしまいます。そんなふうに育った選手は大学や社会人、プロに進んでからの伸びしろがありません。社会にでても指示待ちの癖は続きます。

2 慢性の睡眠負債と対策

　日本では他国に比べて睡眠負債状態だといわれています。13年も前の古いデータですが、2006年に著者らは徳島県の教育委員会の協力で、高校生の生活実態調査を行ないました。

　全体を一般学生、スポーツ参加学生、インターハイ出場クラスの学生の三郡に分けて調査しました。それによると8時間以上の睡眠は3％以下、7〜8時間が24.1％から28.9％で、6〜7時間は41.7％から44.9％、5〜6時間は26.6％から24.3％、5時間未満は3％でした。

野球であれ、バスケットボールであれ、レベルに関係なくスポーツを頑張っている子ほど睡眠負債は深刻でした。自宅から比較的近い所に学校がある子どもは、ぎりぎり体調を保てています。通学に１時間以上かけ、さらには放課後以外に朝練を強制するチームは厳しい状態でした。土日は試合や遠征があるので一日中動き、睡眠負債は解消するどころか増えています。その結果、疲労骨折、腰痛、膝痛と身体は悲鳴をあげます。

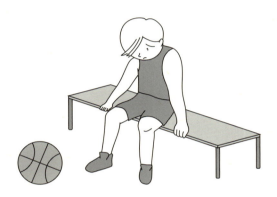

　薬や注射は一時的に症状をやわらげるだけで、再発します。睡眠負債を解消しないかぎり治ることはありません。１年以上も続いた慢性の腰痛が、夏の大会が終わって現役選手を引退して２か月したら、すっきりと取れ、身体が動きやすくなったという例はよくあります。
　100mの世界記録を持つウサイン・ボルト選手はたっぷりと睡眠を取るそうで、10時間以上寝ることもあると聞きます。12時間以上寝るプロのテニス選手もいるそうです。疲れが取れているから練習で厳しく自分を追い込むことができるのでしょう。
　スポーツ選手は８時間、最低でも７時間は寝ること。朝ご飯はしっかりと一汁三菜、栄養バランスを考えて摂ること。休養日にはいつもより１、２時間早く床について、たっぷりと寝ること。現役の間はスマホの使用は30分以内にすること――外来では、これが最良の回復レシピであること、そしてコンディション調整の大切さを指導しています。

3 変貌が求められる学校体育

　学校体育に関しては教育関係者が日々真剣に取り組んでいるので、我々医療関係者からは現状の問題点の指摘と改善のお願いという形で意見を述べたいと思い

ます。

　私たちが小学生であった50年前では、運動場に雲梯やジャングルジム、竹登り、鉄棒などが必ずありました。今では鉄棒が残っているくらいでほとんどが消えてしまいました。理由はケガをするおそれがあるからです。運動会前になると組み体操の練習が始まり、倒立や3段の塔などがありました。これもケガの危険があるので行なわれなくなっています。

　50年前なら当たり前にできたことができないくらい現代の子どもの体力レベルは、低下しているようです。身長や体重はずいぶんと良くなっていますが、筋力やバランス能力は、以前より落ちています。その原因の一つは「外遊び」がなくなったことではないでしょうか。

　都市部では場所もないので理解できますが、地方でもゲーム遊びを優先して外遊びをしなくなったようです。幼稚園や学校まで歩いて行かずにバスや自家用車、自転車で送迎してしまう。交通事故や不審者による事件の影響もあるのでしょうが、子どもにとっては「身体機能を発達させ難い」時代になっています。

　学校体育でも保護者からのクレームをおそれて、跳び箱やマット運動などのケガのリスクがあることはせず、ボール競技を優先するようになっています。この傾向は中学や高校でも同じです。体育の内容は小学校から高校までほとんどがボール競技になっています。身体教育という本来の目的を果たせていないように思います。高校になったら専門競技は部活で取り組んでいるので、一般体育ではダンスや筋トレなどを教えてはどうでしょうか。またスマートな立ち方やウォーキングを教えても良いかと思います。生涯スポーツに繋がる身体教育を実践していただきたいと願います。

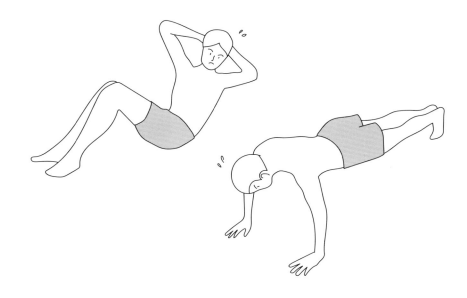

あとがき

　新人の頃、師匠である田中尚喜先生から「歩く」ことが重要だということを繰り返し教わりました。私は、馬鹿正直に毎日1時間以上歩いて通勤しました。心地よい気候の日、猛暑の日、雨の日、台風の日、大雪の日、どんな日も歩き、それを10年程続けました。そのなかで色々なことに気づきました。

　多くの人は駅に向かって歩くこと、歩容が乱れている人が多いこと、姿勢が悪い人も多いこと、電動自転車やロードバイクに乗っている人が多いこと、歩きなさいと言っている理学療法士が歩いていないこと、など考えさせられることは多くありました。

　当然ですが、大人が歩かないとその子どもも歩きません。子どもの運動器障害が増えている背景にはこのような社会の問題があると考えています。

　子どもたちと歩いていると、さまざまな発見があります。3歳には3歳の歩き方が、10歳には10歳の歩き方が、14歳には14歳の歩き方があります。一緒に歩くと会話が生まれます。心身の成長がよくわかります。そして歩くと姿勢が良くなります。結果として成長期の運動器障害の減少にも役立つと考えています。まずは歩くことから始めるのが良いと思います。

　子どもたち、またこの本を読んでくださった方々が運動や歩くことの重要性を感じていただけたら幸いです。

梅村　悟

■執筆者

柏口 新二（かしわぐち しんじ）〔編著〕
整形外科医師
1955年生まれ、徳島大学出身。20年間の大学病院勤務、3年間の国立療養所勤務を経て2005年から、野球肘検診と運動器検診を全国に普及させることを目的に、東京厚生年金病院整形外科（現在のJCHO東京新宿メディカルセンター）に異動。子どもの夜間スポーツ外来を開設。定年退職後は再び国立病院機構徳島病院に戻る。地方医療に従事しながら、週の後半は東京、山梨、青森で診療と医療従事者の教育活動を続けている。
専門はスポーツ医学全般で、特に野球肘や筋トレに関心がある。
著書は『子どものスポーツ障害　こう防ぐ、こう治す』（主婦と生活社）や『無刀流整形外科』（日本医事新報社）、『よくわかる野球肘』（全日本病院出版会）シリーズなど。
「運動器の治療はリハビリによる機能改善を優先し、手術は最終手段」がモットー。自らも40年以上筋トレを継続し、選手と一緒にトレーニングしながら治療や競技力強化のアドバイスをしている。

梅村 悟（うめむら さとる）
理学療法士
1975年、東京都台東区生まれ
1999年、東海大学卒業、社会福祉士免許取得。江東区社会福祉協議会勤務
2007年、東京医療学院 理学療法学科夜間部卒、東京厚生年金病院（現JCHO東京新宿メディカルセンター）勤務
2016年より東京明日佳病院に勤務
養護教諭など教職員の集まりで実践講座を精力的に開催、好評を得ている。

笠次 良爾（かさなみ りょうじ）
国立大学法人奈良教育大学教育学部保健体育講座教授。整形外科医師。
1967年生まれ、奈良県立医科大学出身。15年間整形外科医として大学病院や関連病院での勤務後、ケガの予防を学校現場で行なうことを目的として2008年に医局を辞め、奈良教育大学教育学部に赴任し、教員養成に関わる。現在も週2回の外来を続けながら学校現場へ出向き、教員や児童生徒と向き合う日々を続け、10年前からは奈良県で立ち上げた野球肘検診の運営メンバーに。また30年前からトライアスロン競技に関わり、現在は公益社団法人日本トライアスロン連合のメディカル委員会委員長を務める。

子どもの体が危ない！
運動器障害　発見、対応、そして予防まで

2019年10月30日　第1刷発行　定価2,000円＋税

著　者	柏口新二（編著）　梅村悟　笠次良爾
企画・編集	Office2（オフィスツー）
発　行	柘植書房新社 〒113-0001　東京都文京区白山1-2-10-102 Tel 03 (3818) 9270　Fax 03 (3818) 9274 https://www.tsugeshobo.com 郵便振替 00160-4-113372
装丁・組版	市川九丸
印刷・製本	創栄図書印刷株式会社

乱丁・落丁はお取替えいたします。
ISBN978-4-8068-0731-5 C0047

JPCA　本書は日本出版著作権協会（JPCA）が委託管理する著作物です。
複写（コピー）・複製、その他著作物の利用については、事前に
日本出版著作権協会（電話03-3812-9424, info@jpca.jp.net ）
の許諾を得てください。

増補 アナフィラキシー
原因・治療・予防

角田 和彦 著
かくたこども＆アレルギークリニック

アレルギー反応の暴走！「アナフィラキシー」
その時どうする！ アナフィラキシーショック！
食物だけではないアナフィラキシー 環境にあふれるその因子
アナフィラキシーから身を守るために「生活術」を身につけよう！

柘植書房新社

増補 アナフィラキシー 原因・治療・予防
角田和彦著　定価2200円＋税　　　　　　　　　　　　　ISBN978-4-8068-0719-3

アナフィラキシーから身を守るために、
- 影響を与える様々な原因・物質を見つけ、極力避けること
- 日本人の体にあった食べ方・暮らし方を築くこと
- アナフィラキシーを予防・予測しての対策をとること
- 子どもが持っている能力を最大限発達・発揮できるように
  免疫（アレルギー）、内分泌、神経の健全な発達を促すこと　を提案します。

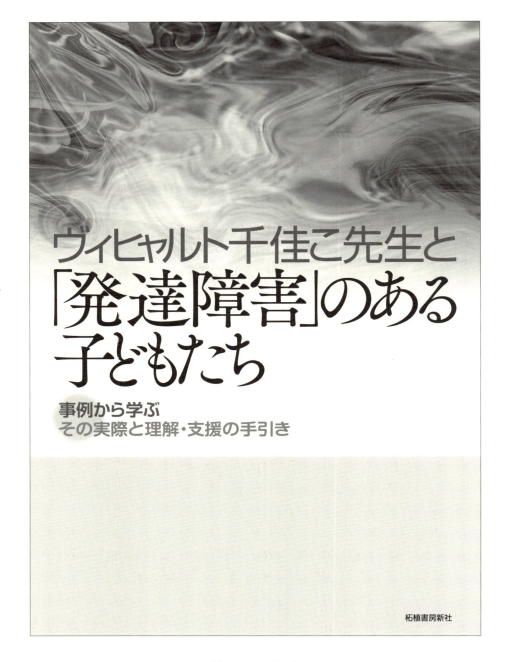

ヴィヒャルト千佳こ先生と「発達障害」のある子どもたち
事例から学ぶその実際と理解・支援の手引き

ヴィヒャルト千佳こ著　定価1800円＋税　　　　　　　　ISBN978-4-8068-0701-8

あるあるこんな事、いるいるこんな子（人）。
いちばん戸惑っているのは、「発達障害」がある「こんな子（人）たち」です。
大切なことは「お互いを知り・理解すること、尊重すること」。
周囲の人びとが向き合うための学ぶことや支援のポイントを、多くの事例で提示します。